# MALADIES NERVEUSES

## DES AUTEURS,

*Rapportées à l'irritation de l'Encéphale, des Nerfs cérébro-rachidiens et splanchniques, avec ou sans inflammation.*

PAR

J. G. FOURCADE PRUNET,

DOCTEUR EN MÉDECINE DE LA FACULTÉ DE PARIS,

MÉDECIN ADJOINT DU MINISTÈRE DES FINANCES, MÉDECIN DU BUREAU DE CHARITÉ DU Ier. ARRONDISSEMENT, MEMBRE DE PLUSIEURS SOCIÉTÉS DE MÉDECINE.

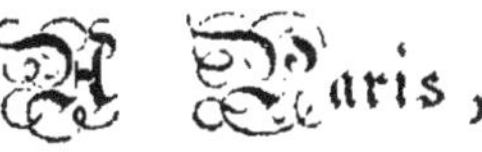

A Paris,

CHEZ Mlle. DELAUNAY, LIBRAIRE,

RUE SAINT-JACQUES, No. 71.

1826.

# MALADIES NERVEUSES
## DES AUTEURS.

DE L'IMPRIMERIE DE RICHOMME,
RUE SAINT-JACQUES N°. 67.

# MALADIES NERVEUSES

# DES AUTEURS,

RAPPORTÉES A L'IRRITATION DE L'ENCEPHALE, DES NERFS CÉRÉBRO-RACHIDIENS ET SPLANCHNIQUES, AVEC OU SANS INFLAMMATION.

PAR

J. G. FOURCADE PRUNET,

DOCTEUR EN MÉDECINE DE LA FACULTÉ DE PARIS,

MÉDECIN ADJOINT DU MINISTÈRE DES FINANCES, MÉDECIN DU BUREAU DE CHARITÉ DU 1$^{er}$. ARRONDISSEMENT, MEMBRE DE PLUSIEURS SOCIÉTÉS DE MÉDECINE.

A PARIS,

CHEZ M$^{lle}$. DELAUNAY, LIBRAIRE,

RUE SAINT-JACQUES, N°. 71.

1826.

# DISCOURS PRÉLIMINAIRE.

AVANT l'ère de la médecine physiologique, avant l'époque ou l'irritation morbide des organes fut enfin considérée comme principale base de la pathologie; de pures abstractions de l'esprit, des groupes de symptômes arbitrairement réunis, formaient des entités particulières considérées comme maladies, auxquelles on donnait un nom sans y rattacher d'ailleurs l'idée d'une lésion d'organe; mais comme ces symptômes n'étaient pas toujours les mêmes, qu'ils différaient suivant l'âge, le sexe, le tempérament, le climat, suivant l'intensité, la durée de l'affection locale, et les sympathies plus ou moins nombreuses qu'elle mettait en action; les observateurs, qui bientôt ne remarquèrent plus d'uniformité dans la production et la succession des symptômes dont on leur avait tracé des modèles, créèrent à leur tour, aussitôt qu'ils aperçurent un symptôme prédominant, une nouvelle maladie à laquelle ils imposèrent un nom, de manière qu'il suffisait, pour donner un corps à une vaine chimère, et, pour faire croire à l'existence d'une fiction idéale, de lui appliquer une dénomination.

Cette marche vicieuse et peu philosophique aurait amené la plus grande confusion dans le domaine de la pathologie, car il était libre à chaque médecin de créer, avec un peu d'imagination, une entité particulière, de l'ériger en maladie, et de lui faire prendre place dans une nosographie, grâce à la fausse route dans laquelle on était jusqu'alors engagé.

De plus, les maladies ainsi groupées, rangées et distinguées les unes des autres par des caractères tranchés, pouvaient donner au jeune médecin des idées fausses et dangereuses sur la nature de la maladie, et sur le traitement qu'il devait y opposer; les nosologistes, en cherchant à imiter les botanistes dans la division en familles naturelles de tout le règne végétal, ne sont pas arrivés au résultat que ces derniers ont atteint, l'histoire entière et complète d'une plante est tracée de manière à ce que de suite on sache à quelle famille, à quel ordre elle appartient. L'histoire des maladies, au contraire, est tracée de manière à ce qu'on n'en connaisse jamais qu'un épisode ; nous supposons pour exemple une irritation développée sur un point de l'économie ; l'inflammation s'en empare, les modificateurs antiphlogistiques ou stimulans sont mis en usage suivant la doctrine du médecin; dans le premier cas, la maladie se dissipe; dans le second, elle s'exaspère, donne naissance à une hémorragie, à une névrose, ou à d'autres désordres locaux; de plus, l'irritation, fixée d'abord sur ce point, l'abandonne ou s'étend sur les organes qui sympathisent avec lui. Faudra-t-il alors considérer l'exaspération de la maladie, les changemens qu'elle vient d'éprouver, son extension sur différentes parties, comme étant le résultat d'une altération indépendante de l'affection première, comme d'autres entités morbides qui seront venues s'y ajouter; faudra-t-il les noter comme autant d'affections différentes; réclameront-elles un traitement opposé, parce que les nosologistes n'auront pas aperçu les rapports des symptômes avec la lésion de l'organe, qu'ils n'auront esquissé qu'un *moment* de la maladie, sans avoir démontré la liaison, l'enchaînement, la succession des phénomènes locaux et sympathiques qu'auront produit l'exaspération et l'extension de l'affection morbide.

Si l'on avait bien connu le grand phénomène de l'irritation, le jeu des sympathies physiologiques et pathologiques, si l'on eut bien étudié toutes les formes, toutes les physionomies de la souffrance des organes, on eut cessé de considérer abstractivement les affections morbides, sans les rallier à une modification partielle des phénomènes vitaux; l'inflammation des parties extérieures n'eut point été prise pour type des inflammations intérieures, parce qu'on se serait aperçu que la sensibilité normale et anormale des viscères placés sous l'influence d'un appareil nerveux particulier, diffère essentiellement, quant à sa manière d'être, de la sensibilité des parties qui reçoivent exclusivement les nerfs de l'encéphale et de la moelle épinière. C'est en étudiant en physiologiste les fonctions viscérales, leur concensus d'actions, leur rapport avec le domaine de relation, qu'on est parvenu à connaître la véritable nature des maladies intérieures, qu'on a résolu le problême des fièvres dites essentielles, et qu'on a pénétré le secret des inflammations, subinflammations et névroses viscérales.

Pour étudier d'une manière utile une affection, il ne suffit donc pas de la rapporter à tel organe, il faut, au moyen des sympathies, s'expliquer les vicissitudes dont elle est susceptible, la suivre dans son développement sous l'influence des modificateurs, l'examiner sous toutes les formes qu'elle peut prendre, eu égard à la constitution des malades, et l'on voit alors bientôt venir se placer dans un même cadre, par la puissance d'une cause unique l'irritation morbide! l'inflammation, la subinflammation, l'hémorragie, la désorganisation, la transmission d'irritation et la névrose.

La classe des névroses, telle qu'elle existe dans les nosologies, est presque entièrement formée des symptômes d'une affection inflammatoire méconnue. Toutes les fois que l'inflammation était caractérisée par la douleur, la rougeur, la chaleur et la tumeur, les symptômes nerveux étaient bien ralliés à la modification inflammatoire; mais ces conditions venaient-elles à manquer, alors ils étaient attribués à une modification de la matière nerveuse, et comme tels réputés névroses; ainsi la gastrite, dont les nuances étaient entièrement méconnues avant la doctrine physiologique, donne naissance, dans diverses circonstances, à des phénomènes locaux et sympathiques, dont on a fait autant de maladies, parce que l'irritation de l'estomac, n'ayant pas produit les quatre caractères d'une phlegmasie, avait entièrement échappé aux yeux des observateurs; nous eûmes, au lieu de l'histoire de la gastrite, les maladies nerveuses nommées gastralgie, pyrosis, boulimie, etc. L'hypocondrie fut également considérée comme maladie nerveuse, et si la cause en fut placée dans les viscères digestifs, on crut qu'ils étaient affectés de débilité. En interrogeant ainsi les symptômes sans étudier l'état des organes, on serait conduit à penser qu'il est une classe d'individus passibles seulement de maladies nerveuses, les névropathiques.

seraient dans ce cas; la plus légère irritation détermine des phénomènes nerveux très-violens chez les personnes qui jouissent d'une sensibilité innée ou acquise très-développée, tandis que l'inflammation, chez d'autres, peut arriver jusqu'à la désorganisation sans avoir produit des phénomènes nerveux sensibles. Ces différences tiennent à la constitution, à la vivacité des sympathies, à l'irritabilité plus ou moins grande du système nerveux.

L'irritation des organes peut donc exciter des sympathies de relation, des symptômes nerveux qu'on n'aurait pas dû regarder, ni décrire comme maladies nerveuses, puisqu'elles sont le produit d'une modification locale organique inflammatoire. Il est possible cependant que l'irritation morbide soit primitivement fixée sur un tronc nerveux, sur des ramifications ou expansions sensitives, et produise une véritable névrose; mais comme ces expansions sont fondues dans les viscères qui contiennent également des capillaires sanguins, des secréteurs et autres, on ne peut faire l'histoire complète d'une névrose, même primitive, sans parler de la phlegmasie qu'elle détermine ordinairement par le seul fait de la durée de la maladie et de son extension. « Toutes les érections » vitales morbides, a dit M. *Broussais*, ne » s'élèvent pas au degré de l'inflammation. » Les sens internes peuvent, sous l'in- » fluence continuelle des stimulans, ac- » quérir un degré d'irritabilité qui pro- » duise, sur le centre de relation, des » impressions capables de provoquer des » mouvemens convulsifs, et d'autre part » le cerveau peut devenir tellement irri- » table que cette stimulation, qui serait à

» peine perçue dans l'état normal, de-
» vienne cause de sensations et de mou-
» vemens extraordinaires qui constituent
» de véritables névroses : nous dirons
» plus, dans cette sorte d'idiosyncrasie,
» l'inflammation devient quelquefois très-
» difficile, comme si toutes ces stimula-
» tions se dissipaient par les mouvemens
» nerveux qu'elles déterminent. Toutefois,
» quoique difficile à produire, la phlegma-
» sie finit ordinairement par se dévelop-
» per dans les principaux viscères, et c'est
» par elle que se termine ordinairement
» l'existence des névropathiques, même
» de ceux qui ne lui doivent pas l'état ner-
» veux dans lequel ils ont passé leur vie. »

L'inflammation aiguë ou chronique, la subinflammation, sont donc les mobiles de la plupart des névroses des auteurs. Quant aux névroses que l'irritation primitive du système nerveux détermine, elles sont isolées, forment une classe à part. En vain, voudrait-on connaître leur essence depuis l'invasion de la maladie jusqu'à sa terminaison, les changemens qui ont lieu dans les parties lésées, les sympathies qu'elles déployent, leur mode d'action sur les autres organes : l'imagination est continuellement tendue sur l'être névrose et sur le spécifique qu'on doit employer pour le combattre; quant à la modification locale, on n'en parle pas; quant à l'inflammation qui la suit, la ranime et constitue à elle seule tout le danger, il n'en est pas question.

C'est dans le but de montrer la liaison de la phlegmasie avec les symptômes nerveux, le rapport de la névrose primitive avec l'inflammation, la subinflammation et la désorganisation, que nous avons entrepris cet ouvrage. L'irritation d'un tissu nerveux étant placée dans l'ordre naturel, près de l'inflammation, l'attention du médecin doit être fixée sur ce point important de l'histoire des névroses, s'il veut prévenir les accidens subséquens, c'est-à-dire la désorganisation et la mort. L'irritation nerveuse, au reste, n'exalte pas toujours la sensibilité et la motilité; elle abolit également ces deux facultés, ce qui distingue les névroses en actives et en passives. Les premières sont possibles dans les appareils cérébro-rachidiens et splanchniques; les secondes ne peuvent avoir lieu que dans les expansions nerveuses du cerveau et de la moelle rachidienne, attendu que les nerfs ganglionnaires qui président aux fonctions les plus importantes de la vie organique, ne peuvent cesser d'agir qu'au moment de l'extinction de la vie.

Nous nous sommes occupé, à la suite de la description de chaque maladie, des modificateurs thérapeutiques qui nous ont paru le plus en harmonie avec cette manière d'envisager les affections nerveuses; nous nous sommes efforcé de faire disparaître du traitement tous les remèdes empiriques souvent inutiles, plus souvent dangereux, ainsi que les prétendus spécifiques. Car, en médecine, suivant la remarque du célèbre professeur *Chaussier*, « le seul spécifique est la méthode, c'est-» à-dire l'art de discerner, choisir, em-» ployer les moyens thérapeutiques avec » ordre, dans un temps, dans un lieu op-» portun, et à des doses appropriées à la » nature du mal, à la constitution du » sujet. »

Cet ouvrage est divisé en trois parties : la première contient l'histoire des irritations des nerfs cérébro-rachidiens, des expansions sensitives et des sens : dans la seconde, il est question des maladies de l'encéphale et du rachis, que les auteurs ont présenté comme nerveuses, et qui sont le produit manifeste d'une irritation inflammatoire de la substance cérébrale et de son prolongement; il est également question, dans cette partie, de l'irritabilité particulière du cerveau, acquise ou innée, qu'on a nommé névropathie. Enfin la troisième partie contient l'histoire des irritations splanchniques *fixes* et *mobiles*, mises en rapport avec l'inflammation des viscères. Nous avons fait précéder la description des névroses, de quelques considérations sur la sensibilité, les sympathies et les tempéramens.

Aidé des souvenirs que nous ont laissé la clinique du Val-de-Grâce, les leçons de M. Broussais, et les rapports que nous avons eu, comme médecin, avec ce professeur, nous avons cherché à jeter quelques lueurs sur cette partie obscure de la pathologie; il aurait fallu sans doute, pour traiter une pareille matière, un médecin plus exercé et plus instruit! nous l'avons senti, mais nous avons cru remédier à notre faiblesse en exprimant, avec une extrême réserve, nos opinions particulières; quant aux vérités enseignées par la médecine physiologique, nous les avons hautement proclamées, par conviction, par devoir, et par reconnaissance pour celui qui, nous ayant guidé dans la carrière médicale, a rendu, par ses immortels travaux, de si grands, de si importans services à la science et à l'humanité.

# MALADIES NERVEUSES

## DES AUTEURS.

### PROLÉGOMÈNES.

#### *De la Sensibilité.*

LA force vitale, cause première, inconnue dans son essence, crée la propriété fondamentale des tissus; la contractilité organique, distinguée en animale et en sensible, qui, suivant beaucoup de physiologistes modernes, ne doivent pas être distinguées l'une de l'autre, n'étant qu'une même modification de la matière organisée mise en rapport ou soustraite à l'influence du centre nerveux. La sensibilité locale, celle qui n'est pas transmise au moi, dont nous n'avons pas la conscience, paraît devoir être rattachée à la contractilité organique, attendu qu'elle ne peut être démontrée que par les mouvemens de la fibre; l'existence de cette propriété est donc une abstraction de l'esprit, une conclusion forcée; car, dire qu'une fibre s'est contractée, c'est dire qu'elle est sensible.

La sensibilité perçue, celle dont nous avons la conscience, qui nous fait éprouver du plaisir ou de la douleur, est départie à tous les corps organisés et vivans; c'est par elle que ces corps éprouvent une sensation agréable ou pénible, lorsqu'ils sont en rapport avec les agens extérieurs qui les entourent. Répandue universellement chez tous les animaux et dans tous les points de leur surface extérieure et intérieure, la sensibilité est principalement très-développée chez l'homme; elle devient pour lui une source continuelle de souffrance, de douleur, de plaisir et de satisfaction, suivant la manière dont la partie sentante est affectée; cette précieuse faculté est le produit immatériel d'un ordre particulier d'organes qui se rendent à un centre commun, ou en proviennent, pour s'épanouir ensuite dans les membranes de rapport et dans les viscères dont les fonctions entretiennent la vie. Ce sont les nerfs, cordons placés d'une part entre le cerveau, chargé de recueillir la sensation, et de l'autre, entre les membranes de rapport et les viscères qui la reçoivent et la transmettent. Au moyen de cet appareil fondamental, toutes les parties de l'organisme sont liées les unes aux autres, de manière qu'une sensation produite dans un organe, puisse, en se dirigeant vers le centre de perception, être réfléchie dans tous les autres par sympathies éloignées ou de relation, et d'une partie à une autre par sympathie proche ou organique; ainsi donc, un ébranlement local parvenu au cerveau, devient bientôt général, puisque toujours, au moyen des cordons nerveux, le cerveau irradie l'érection vitale sur les principaux viscères, de telle sorte que l'organe qui a intérêt à la sensation provoquée, puisse à son tour réagir sur l'encéphale et lui commander les actes nécessaires à la satisfaction des besoins. Le centre de perception juge donc, non-seulement d'après la sensation elle-même, mais aussi d'après l'état des viscères consultés; telle sensation, toujours la même pour le cerveau, nécessitera de sa part des actes très-opposés, d'après l'état actuel des viscères. La sensibilité cérébrale est mise en jeu par les sens, au moyen des nerfs cérébro-rachidiens, nerfs de la vie de relation, de la vie animale; c'est par eux, c'est par leur secours que le centre de relation acquiert la connaissance des corps extérieurs, qu'il les touche, les voit, les sent, en un mot, apprécie leurs diverses propriétés; c'est par leur moyen que les facultés intellectuelles naissent, se développent et acquièrent ce haut degré de puissance qui rend l'homme, malgré sa faiblesse, le maître de l'univers. La sensibilité cérébrale est également mise en action par les viscères, au moyen de nerfs particuliers, dont l'ensemble forme le grand sympathique ou trisplancnique ; ceux-ci sont du domaine de l'instinct, ils reçoivent les stimulations intérieures, président à la vie organique, règlent l'action des viscères, les soustraient à l'empire de la volonté ; leur action n'est pas cependant indépendante de celle des nerfs de la vie de relation : ils se distribuent souvent dans les mêmes parties, empruntent leur stimulation, et déversent sur eux, toujours au moyen du cerveau, l'excès d'érection vitale que leur communiquent soit les passions, les besoins instinctifs, soit l'état pathologique des viscères où ils se distribuent. De la fusion de ces deux matières nerveuses, il doit en résulter, et il en résulte, en effet, que la volonté peut maîtriser jusqu'à un certain point les mouvemens instinctifs, peut retarder la satisfaction des besoins, jusqu'à ce que, devenus trop impérieux, la volonté soit obligée de céder ; par la même raison, le moi ne peut rien sur l'action des organes entièrement soumis à l'empire des nerfs ganglionnaires ; le cœur est soustrait, au moyen des plexus du grand sympathique qui l'environnent, à la volonté ; les passions, suivant leur nature expansive ou dépressive, l'élargissent, le resserrent, pressent ses contractions, mais aucun pouvoir ne peut arrêter ses mouvemens; l'acte de la digestion, dans l'état physiologique, échappe également à la conscience : le cerveau n'en est pas averti, le grand sympathique régularise cette fonction, et tous les actes de la chimie vivante ont lieu, en produisant dans les appareils des deux vies de nombreuses sympathies dont le développement démontre évidemment la liaison qui existe entre les nerfs de la vie organique et ceux de la vie animale.

La sensibilité préside aux actes les plus simples comme aux plus compliqués; car, si elle communique au cerveau la sensation, elle occasionne dans ce dernier organe la perception, et développe l'intelligence : la faculté qu'ont tous les animaux de sentir, est bornée par leur organisation cérébrale à la perception; ils ne sont pas susceptibles d'attention, de comparaison, de jugement, ni d'aucun autre travail intellectuel qui puissent maîtriser leurs penchans instinctifs; chez l'homme, cette faculté se centralise, pour ainsi dire, dans la masse cérébrale et donne naissance à tous les phénomènes de la psycologie; l'homme jouit donc au plus haut degré de la sensibilité locale et cérébrale.

Cette propriété de la matière vivante organisée, ou, comme la définit M. Broussais, ce résultat de l'exercice de nos fonctions n'est pas identique dans tous les tissus, et présente, dans l'état de santé et de maladie, des anomalies aussi inexplicables, que son mécanisme est incompréhensible. Il est des tissus qui sont sensibles à tel agent, et qui ne le sont pas à tel autre, et l'état pathologique développe souvent de la sensibilité dans des parties qui paraissaient ne pas en jouir dans l'état physiologique. Lorsque la sensibilité est mise en jeu, elle correspond toujours à une exaltation de la contractilité organique, à une exaltation vitale plus ou moins vive; elle produit dans les parties ou siége, l'irritation, et dans les organes qui sympathisent avec elles, des changemens de couleur, de densité, etc. Le cerveau ébranlé par la douleur, devient lui-même le siége de la congestion : la contractilité et la sensibilité s'y exaltent, et cet organe irradie à son tour sur une foule de nerfs, cette exaltation dont les phénomènes sont en rapport avec la structure et l'organisation des parties secondairement stimulées; de là : rougeur, hémorragie, névrose, convulsions, douleur à l'épigastre, vomissement, etc.; les nerfs de la vie organique sont donc aussi irrités, et les organes auxquels ils vont se rendre, démontrent leur souffrance par des phénomènes qui leur sont propres. Lorsque la sensibilité pathologique se développe primitivement dans les viscères, elle provoque d'autres phénomènes ; le grand sympathique n'ayant point le mode de sensibilité dont jouissent les nerfs de la vie animale, détermine des désordres sympathiques dans les différens appareils, sans faire éprouver des douleurs qu'on puisse rallier, dans la plupart des cas, à une partie plutôt qu'à une autre; les malades ressentent un malaise général qu'ils ne peuvent définir; ils sont accablés, brisés, fatigués; ils ne rapportent leur souffrance à aucun organe; ils se plaignent de tous, quoique cependant des érections vitales se soient d'abord développées dans un viscère, et que la sensibilité y soit augmentée; le centre de perception est seulement modifié par l'irritation viscérale; si elle est vive, le délire se manifeste; si elle est moins active mais continue, le malade devient hypocondriaque, peut même devenir fou, quand l'érection vitale primitive s'exaspère.

La sensibilité, après avoir été mise en action pendant un certain temps, doit nécessairement éprouver du repos pour la réparation de la dépense nerveuse, autrement l'excitation continuée amenerait une sur-excitation générale, dont les résultats seraient promptement mortels ; il faut, pour que l'harmonie règne entre les fonctions, un état alternatif d'excitation et de relâchement, et c'est en vain qu'on voudrait résister à cette loi de la nature : après un temps plus ou moins long de l'état de veille, la sensibilité et l'excitation cérébrale diminuent, les muscles respirateurs ne reçoivent plus l'innervation qui leur est nécessaire, le cerveau, le cœur, les poumons s'engorgent de sang ; les sens s'engourdissent, la pensée diminue d'activité et le repos succède à la veille ; si par une cause quelconque le sommeil ne venait pas réparer les forces, la sensibilité cérébrale s'exalterait au point de donner la mort par inflammation, comme le prouve le cruel supplice de la résection des paupières ; le sommeil est donc le produit du repos complet, absolu de la vie de relation, de la diminution d'activité des fonctions intérieures, de la cessation des sympathies, de l'extinction de la sensibilité, de la diminution des phénomènes qui constituent l'état de vie, et c'est pendant ce repos que les organes fatigués puisent de nouvelles forces : lorsque le sommeil est profond, les opérations du centre de perception cessent entièrement : on éprouve seulement le besoin de la respiration, mais beaucoup moins vivement. D'un autre côté, le défaut d'excitation est un état pénible pour l'économie : l'ennui, par cause morale, indépendamment des congestions viscérales qu'il occasionne, fait éprouver une douleur à l'épigastre, des bâillemens fréquens et un mal-aise général ; c'est ce qui a fait dire à M. Broussais, que le défaut ou l'excès de sensibilité étaient deux états douloureux pour l'économie, qui se révoltait contre une excitation poussée trop loin, et s'irritait contre un défaut exagéré d'excitation.

## *Des Sympathies.*

Toutes les parties du corps humain étant liées plus ou moins intimement les unes aux autres au moyen des appareils nerveux, un organe ne peut devenir le siége d'une érection vitale sans réagir à l'instant sur ceux avec lesquels il entretient des rapports sympathiques. Il y a sympathie, dit *Barthez*, lorsque certaine impression perçue par la cause de l'individualité vitale dans un organe, détermine cette cause à produire dans un autre une affection insolite de sensation, de mouvement, ou de quelqu'espèce que ce soit. Une remarque essentielle à faire pour le physiologiste et le médecin, est le mode d'action d'un organe irrité sur un autre souvent fort éloigné, sans que les parties intermédiaires, auxquelles les mêmes nerfs vont se rendre, éprouvent aucune sensation, aucune commotion. A l'époque de la puberté, les organes sexuels se développent d'une manière presque subite; en même temps, la voix perd chez l'homme son timbre enfantin pour acquérir de la raucité, le larynx s'agrandit considérablement, le cou grossit, le menton de l'homme et le pubis dans les deux sexes se couvrent de poils, etc.; chez la femme il s'établit à cette époque un écoulement sanguin mensuel, et en même temps les seins grossissent, le tissu cellulaire acquiert du développement, arrondit les formes; c'est aussi par sympathie qu'après le développement de la vie sexuelle, les organes génitaux des deux sexes sont excités au coït.

Les recherches du professeur Broussais, sur le système nerveux en général, et sur le trisplancnique en particulier, ont jeté un grand jour sur l'histoire des sympathies; depuis les travaux de ce médecin, on sait que toutes les divisions de l'arbre nerveux ont entre elles des rapports intimes; que lorsque l'irritation est transmise au cerveau, elle parvient aux nerfs ganglionnaires, et que les stimulations de ceux-ci sont réfléchies sur les nerfs cérébro-rachidiens : le grand sympathique couché sur la colonne vertébrale se divise en plusieurs ordres de filets, dont les uns se ramifient dans les muscles de la vie organique, et les soustraient à l'influence directe du cerveau; les autres vont se fondre dans le tissu des organes et règlent leur mouvement; les derniers accompagnent les artères, leur fournissent une tunique, et appellent plus ou moins de sang dans leurs rameaux, suivant le besoin des viscères. M. Broussais pense que les ganglions sont les aboutissans des impressions qui parcourent les filets nerveux; il les regarde comme points de convergence, à l'aide desquels les viscères sont associés les uns aux autres dans leur action physiologique et pathologique; cet appareil nerveux commande les contractions des muscles viscéraux, règle l'action organique intérieure sans la participation de la volonté, il établit des rapports intimes entre les viscères et le centre sensitif, au moyen des nombreuses anastomoses qui existent entre ces filets et ceux du cerveau et de la moelle épinière.

On a présenté tour-à-tour les membranes, le tissu cellulaire, le système vasculaire, comme étant les moyens de la transmission des sympathies; mais il est bien prouvé que les cordons nerveux qui donnent la faculté de sentir, qui pét tous les tissus, qui suivent les vaisseaux leurs divisions et subdivisions, sont les seuls s de la sensibilité, des sensations et des mouvemens.

Les sympathies doivent être distinguées en physiologiques et en pathologiques. Pour les étudier il faut considérer, 1°. le point de départ; 2°. l'organe qui sympathise; 3°. les moyens de transport des irritations d'un organe sur un autre.

1°. Toutes les parties de l'organisme peuvent devenir, en général, le point de départ d'une sensation plus ou moins vive, en rapport avec la sensibilité normale, ou insolite de la partie; la sensation sera d'autant plus vive, que la sensibilité sera plus exaltée, *et vice versâ;* c'est principalement dans l'enfance qu'on observe ce grand développement des sympathies : l'excessive irritabilité dont on jouit à cette époque de la vie, et la mobilité extrême du système nerveux, en expliquent assez la cause. Dans la vieillesse, au contraire, les rapports sympathiques sont bien moins actifs, parce qu'on sent moins, et que la transmission, le déplacement de l'irritation sont moins faciles. La sensibilité s'use, s'éteint peu à peu par les seuls progrès de l'âge : c'est une des causes qui donnent, aux maladies viscérales, beaucoup plus de gravité dans un âge avancé, par le défaut de réaction, de révulsion, défaut qui, n'existant pas dans la jeunesse, rend les pertes d'équilibre beaucoup moins dangereuses.

2°. L'organe qui sympathise, partage ordinairement l'état du point de départ; lorsque celui-ci est malade, il peut devenir secondairement le siége principal de la concentration morbide, et fixer spécialement l'attention du médecin. Dans les gastro-entérites aiguës, développées sur des sujets sanguins nerveux, le tube intestinal est le point de départ; mais la sympathie peut devenir tellement forte sur l'encéphale, que celui-ci, quoique secondairement influencé, attire à lui toute l'irritation, de manière que l'inflammation intestinale tend à se dissiper entièrement par la concentration toujours plus forte de l'action irritative sur le cerveau. Les sympathies sont extrêmement actives dans toutes les affections aiguës, mais lorsqu'elles passent à l'état chronique ou lorsqu'elles sont chroniques au début, elles n'ont plus la même activité, et finissent même par s'éteindre totalement quand la maladie traîne en longueur; aussi les personnes qui succombent à une affection chronique, n'éprouvent pas généralement de douleurs : elles périssent sans connaître leur véritable position; le défaut de sympathies les soustrait à l'angoisse, à l'horreur que la crainte d'une destruction prochaine aurait nécessairement produite.

Chaque organe peut donc être considéré comme agissant sur le système vivant, à l'aide des fonctions qu'il remplit et des sympathies qu'il entretient dans l'économie; ses fonctions sont-elles importantes et les exerce-t-il avec énergie? les sympathies physiologiques deviennent très-actives pendant l'érection vitale de l'organe, et les sympathies morbides sont souvent le résultat de l'exagération, du trop grand développement des premières; l'estomac, eu égard aux importantes fonctions qu'il remplit, est l'organe qui développe, dans l'état de santé, le plus grand nombre de sympathies; pendant le travail de la digestion il y a excitation viscérale, le cœur bat avec force, la peau se décolore, on éprouve un sentiment de froid dans les extrémités, toutes les forces en se concentrant sur les viscères, déterminent une faiblesse générale, une disposition au sommeil; mais la digestion une fois accomplie, la scène change, alors les muscles ressentent le besoin d'agir, la peau s'échauffe, et les facultés intellectuelles recouvrent toute leur activité; si la faim tourmente l'estomac, une autre série de phénomènes se développe. L'épigastre devient chaud, douloureux; les muscles sont languissans, la peau se refroidit; on observe de la faiblesse dans les idées, de la tristesse, du découragement, un abattement général; bientôt la stimulation de l'estomac est communiquée au cerveau par le grand sympathique, alors succèdent à la tranquillité première des scènes de fureur et de rage. L'instinct seul parle, et des hommes civilisés, instruits, se livrent à des actes de barbarie et même de férocité qui sembleraient être le seul partage des animaux carnassiers : les faits à l'appui de cette assertion ne manquent pas : on en trouve de nombreux exemples dans la relation du naufrage de la frégate *la Méduse*, et dans l'ouvrage de M. le général de Ségur, sur la campagne de 1812. Mais écoutons M. Broussais : « Si la faim n'est pas apaisée, une autre » série de phénomènes ne tardent pas à se manifester : la sensation douloureuse de l'estomac » s'accroît, et devient un stimulant très-puissant pour ces mêmes organes qu'elle avait jetés » dans la langueur ; la tristesse se change en colère, et le centre cérébral, tourmenté par la » stimulation toujours croissante du grand sympathique, repousse toute idée étrangère au » besoin, et réserve toutes les forces de l'économie pour exécuter les actes nécessaires à » l'alimentation. Comme l'action musculaire en

» est le principal instrument, les muscles reçoi-
» vent une abondante innervation : l'agilité, la
» force se déploient au plus haut degré surtout
» chez les carnassiers, qui ont souvent besoin
» de beaucoup de mouvemens pour se procurer
» leur nourriture; l'action du cœur et celle du
» poumon se raniment, la circulation s'accélère
» pour porter son secours à l'appareil locomo-
» teur, et la colère exaspérée par la douleur tou-
» jours croissante de l'épigastre, sert d'aliment
» continuel à cette exaltation générale ».

Les fonctions de l'estomac sont souvent troublées par des excitations vitales pathologiques développées sous l'influence des alimens trop stimulans, trop abondans, ou par toute autre cause; alors des sympathies d'un autre genre, mais non moins actives, se manifestent et produisent des groupes de symptômes qui avaient trompé les observateurs sur la nature de la maladie. Ces groupes formaient des affections particulières, n'ayant aucun siége, existant par elles-mêmes, constituant des fièvres essentielles; comme on ne s'était pas rendu un compte exact des sympathies physiologiques des viscères digestifs, on ne pouvait pas expliquer les sympathies morbides; telle était la source de l'erreur.

L'estomac enflammé ne détermine pas, chez

tous les hommes, les mêmes phénomènes, et cette différence tient au tempérament inné ou acquis de chaque individu. En général, pendant le cours d'une gastro-entérite aiguë, la peau est sèche et contractée; l'ouverture des membranes muqueuses est rouge; la langue est pointue, rouge, couverte de mucus épais; les membres sont brisés, contus; la tête est pesante et douloureuse. Si la gastro-entérite fait des progrès, la langue se sèche, se durcit et se fendille; la peau devient de plus en plus âcre et brûlante, les excrétions sont fétides, le pouls est petit, misérable, et les forces sont prostrées, etc.

Chez les sujets nerveux très-irritables, cette maladie agit sympathiquement sur le cerveau; on observe le délire gai ou furieux, des soubresauts des tendons, des mouvemens convulsifs dans l'appareil locomoteur, et toute la série des symptômes dits ataxiques; chez d'autres, elle agit sur le poumon et détermine une petite toux sèche à secousses, qui peut devenir quelquefois tellement violente, qu'elle s'accompagne de crachement de sang.

Si les voies digestives influencent si fortement l'économie dans l'état de santé et de maladie, en revanche, les irritations extérieures réagissent à leur tour sur ces organes, les excitent et les flamment; elles agissent également dans le même sens sur les viscères renfermés dans les trois cavités splancniques, parce que les irritations s'avancent toujours de l'extérieur à l'intérieur. L'anatomie pathologique a prouvé d'ailleurs, d'une manière évidente, cette proposition, puisque, dans la majorité des cas, le tube intestinal secondairement enflammé est devenu cause de la mort, avant que l'organe primitivement affecté ne fût entièrement désorganisé.

Nous avons dit que, pour analyser une sympathie, il fallait étudier son point de départ, l'organe qui en est le siége et ses moyens de propagations. Quels sont ces moyens? ce sont évidemment les nerfs; mais pourquoi un organe se développe-t-il en même temps que tel autre? pourquoi des parties très-éloignées les unes des autres sympathisent-elles ensemble, sans que les intermédiaires en soient averties? nous l'ignorons entièrement; nous savons seulement que les nerfs sont les moyens des sympathies, mais les causes premières nous échappent et nous échapperont toujours; *Barthez*, *Bichat* et beaucoup d'autres physiologistes ont échoué dans ces recherches, tant il est difficile de soulever le voile dont la nature s'enveloppe. Assez d'hypothèses ont été imaginées pour l'explication du mécanisme moléculaire des phénomènes, toutes sont tombées dans l'oubli, car l'erreur passe avec l'homme, la vérité seule lui survit; pour pénétrer l'essence de tout phénomène, de toute action, il faudrait que nous fussions cette essence elle-même, c'est-à-dire, que nous fussions Dieu. « C'est se laisser abuser par un orgueil ridicule, » que de croire qu'on a sondé les profondeurs » infinies de la Divinité, quand on a établi des » formules vides de sens, et qui ne disent rien » à l'esprit; mais c'est faire un noble usage des » facultés accordées à l'homme que de s'atta- » cher à bien connaître les phénomènes pro- » duits par une cause divine, et à les généraliser » autant que la sphère étroite de notre intelli- » gence nous permet de le faire. » (*Tiedeman.*)

## *Des Tempéramens.*

La prédominance d'un système organique et le développement des fonctions d'un appareil d'organes constituent des différences parmi les hommes, qui ont servi de fondement à la classification des tempéramens. *Gallien*, le premier, établit des différences basées sur les quatre humeurs qu'il supposait prédominer dans l'économie, le sang, la bile, la pituite et l'atrabile. Les

omie et de la physiologie ren-
t ces distinctions, et l'on manquait de-
ong-temps d'une bonne classification des
péramens, en harmonie avec l'état de la science, lorsque le célèbre *Hallé* présenta, sous un jour nouveau, une méthode plus rationnelle, pour distinguer les tempéramens qui furent divisés en généraux et en partiels; il rapporta les généraux aux systêmes organiques généraux, et les partiels au développement de certains appareils, de certains organes. « Les tempéramens, » suivant ce professeur, sont des différences » entre les hommes, constantes, compatibles » avec la conservation de la vie et le maintien » de la santé, caractérisées par une diversité de » proportions entre les parties constituantes » de l'organisation assez importante pour avoir » une influence sur les forces et les facultés de » l'économie entière. »

D'après M. Broussais, les différences des tempéramens doivent se rattacher à celles des fonctions. Il distingue un tempérament *gastrique* caractérisé par la prédominance de l'assimilation première, et s'il y a en même temps hypertrophie du foie, c'est le tempérament *bilieux*; un tempérament *sanguin* par prédominance de l'hématose le plus souvent unie à l'hypertrophie du poumon, du cœur et du système vasculaire; un tempérament *lymphatico-sanguin* propre à l'enfance; un tempérament *anœmique* avec faiblesse de l'assimilation et de l'hématose; un tempérament *nerveux* inné ou acquis, qui peut s'allier aux autres, principalement au bilieux, au sanguin, à l'anœmique. Le tempérament nerveux dont nous devons nous occuper, se distingue spécialement par une disposition aux mouvemens convulsifs, avec prédominance de sensibilité; il n'imprime pas de caractères tranchés à l'économie, et se combine le plus ordinairement avec les autres espèces de tempérament; le développement exagéré du système sensitif est inné chez les personnes très-maigres, et l'organisation peut être modifiée à tel point par les irritations viscérales et l'état social, que le système nerveux acquiert, dans le cours de la vie, une sensibilité extraordinaire qu'il n'avait point reçue de la nature. Ces exaltations du système sensitif se manifestent dans les organes prédominans où des érections vitales s'établissent habituellement. Lorsque le développement de l'encéphale est considérable, l'exercice des facultés intellectuelles s'accompagne de phénomènes nerveux multipliés, et la sensibilité cérébrale est mise en jeu à l'occasion des émotions les plus légères; à l'âge de la puberté, l'utérus peut acquérir un degré d'irritabilité extraordinaire : c'est alors sur cet organe que la nervosité est prédominante ; les parties génitales deviennent le siége de sensations vives d'où partent des irradiations sympathiques sur l'estomac, le cœur et le cerveau; si la sensibilité génitale s'exalte davantage, on voit bientôt se dessiner les phénomènes de l'hystérie et de la nymphomanie ; lorsque le cœur est volumineux, que les poumons sont comprimés, c'est de la cavité pectorale que prennent naissance les phénomènes nerveux, tels que les palpitations, la constriction intermittente du cœur, l'angine de poitrine. Ces prédominances partielles de sensibilité se rallient d'ailleurs à tous les tempéramens, à toutes les constitutions, sous l'influence des irritations physiques et morales. Les personnes douées du tempérament nerveux ont toutes les parties de ce système parfaitement développées ; les sympathies jouissent d'une activité surprenante ; les plus légères sensations leur font éprouver des émotions vives, passagères, mais qui se renouvellent sans cesse ; leur imagination active, brûlante, augmente leurs douleurs, centuple leurs plaisirs ; elles recherchent avec avidité toutes les sensations fortes, car, pour elles, vivre dans le calme et jouir paisiblement de la vie, ce ne serait pas exister. Aussi, voyons-nous, depuis *Mesmer* jusqu'aux magnétiseurs de nos jours, que ces messieurs se sont toujours servis de femmes pour accréditer leurs prétendus miracles, tant il est facile de frapper leur imagination, d'exciter leur sensibilité par le tableau du merveilleux, du surnaturel, et par tout ce qui émeut leurs sens et parle fortement à leur âme.

Cette aptitude extraordinaire à la sensation, au mouvement musculaire, peut être portée très-loin, 1°. par l'état social qui augmente sans cesse cet excès de sensibilité, comme on le remarque dans les villes où les travaux intellectuels, les plaisirs, les passions tendent toujours à mettre en jeu l'activité nerveuse; 2°. par les excitations prolongées dans les viscères qui tiennent la sensibilité toujours en action; ces causes, en augmentant d'une manière vicieuse la faculté de sentir, produisent souvent une modification morbide de la matière nerveuse, ce qui constitue la névropathie.

# PREMIÈRE PARTIE.

## *Des Névroses en général.*

Le perfectionnement exagéré du systême sensitif est une source féconde de phénomènes spasmodiques, d'où il ne faut pas conclure que toutes les affections qu'éprouvent les sujets nerveux soient dues à une simple modification de ce systême, et qu'elles réclament uniquement l'emploi des médicamens dits anti-spasmodiques; il faudrait le croire sans doute, si, à l'exemple de quelques auteurs, on admettait, au nombre des névroses primitives et simples, les phénomènes de relation et les désordres nerveux que développe l'inflammation. La classe des névroses a été de tout temps fort commode pour les nosologistes; quand ils ne savaient où placer une maladie dont ils ne connaissaient ni les causes, ni le siége, ni la nature, ils en faisaient une névrose. Abusés par les symptômes, *Sauvages, Cullen*, placèrent, dans cette classe, une foule d'affections symptomatiques, parce qu'ils ne connurent pas l'irritation, et ne s'expliquèrent point les sympathies morbides.

Les névroses viscérales dépendent, dans la majorité des cas, d'une phlegmasie méconnue de l'encéphale et des viscères. Les névroses idiopathiques de la vie de relation, dont le siége peut être dans les expansions ou les cordons nerveux, sont également précédées de phlegmasies, lorsque l'inflammation, en ramollissant les tissus, a exalté la sensibilité, au point de développer des névralgies, des mouvemens convulsifs, des paralysies, a augmenté, diminué ou aboli l'irritabilité des expansions vasculo-nerveuses qui forment les sens. L'irritation ne s'élève pas toujours jusqu'à l'inflammation, elle développe quelquefois dans les nerfs de la vie de relation, dans l'encéphale et les viscères, une excitation purement nerveuse, et des phénomènes morbides qui constituent de véritables névroses; mais, comme on ne saurait trop le répéter, ces névroses sont bientôt suivies de phlegmasies; ce n'est point l'affection des nerfs qui met les jours des malades en danger, à moins que les accès ne soient assez violens pour mettre obstacle soit à la circulation, soit à la respiration; mais c'est la phlegmasie consécutive, contre laquelle le médecin doit diriger les moyens thérapeutiques les plus propres à en arrêter le développement et à en prévenir les résultats.

Lorsqu'une érection vitale morbide s'est développée dans un des tissus nerveux du domaine de la vie de relation, la sensibilité s'y exalte, et les douleurs qu'elle produit, s'élancent sur les ramifications nerveuses, les parcourent dans toutes leurs divisions, ou affectent de préférence telle branche de nerf, comme on l'observe pendant le cours des névralgies. Dans les expansions sensitives, la douleur est plus circonscrite, les désordres sympathiques s'étendent moins, quoique d'ailleurs les nerfs voisins soient fortement ébranlés; lorsqu'une ophtalmie, une iritis exaltent la sensibilité de la rétine, ou lorsque l'hypérestésie de cette membrane est indépendante d'une phlegmasie oculaire, les nerfs sus et sous-orbitaire, irrités sympathiquement, deviennent très-douloureux et excitent des mouvemens convulsifs dans les muscles de la face; la douleur, plus ou moins étendue, plus ou moins circonscrite, peut devenir excessive au point de déterminer une irritation morbide du cerveau, et une inflammation d'autant plus facile à produire d'ailleurs, que le nerf ou l'expansion nerveuse malade est plus proche de l'encéphale; il n'en est pas de même des nerfs ganglionnaires, dont la sensibilité est plus obtuse. Ceux-ci puisent bien dans le centre de perception la sensibilité dont ils ont besoin; mais, soit qu'ils la dénaturent ou qu'ils la modifient, la souffrance des sens internes auxquels ils vont se rendre, produit des phénomènes morbides sympathiques, sans que la douleur soit ressentie localement; ainsi, les gastro-entérites les plus violentes avec rougeur brune, ulcérations de la membrane muqueuse, ne déterminent, dans la majorité des cas, aucune douleur même à la pression, et il en est de même des inflammations chroniques les plus circonscrites dans le domaine du grand sympathique. La sensibilité peut néanmoins se développer lorsque l'affection chronique a été traitée au moyen des stimulans, principalement chez les sujets éminemment nerveux. Les exaltations vitales des sens internes qui ne sont pas parvenues jusqu'à l'inflammation, ne se bornent pas à déterminer des mouvemens obscurs, à faire éprouver des sensations insolites dans les parties affectées, mais elles donnent naissance à de nombreuses sympathies et provoquent une irritation consécutive du cerveau, irritation dont les symptômes sont toujours très-développés, en ce que les viscères étant tous liés par le même système nerveux, sont solidaires dans leur action physiologique et pathologique, et réagissent ensemble sur le centre de perception. Dans tous les cas, que la douleur soit très-vive ou qu'elle n'existe pas, il y a exaltation, augmentation d'action, irritation morbide, névrose active.

L'érection vitale d'une portion du système nerveux de la vie animale, après avoir persévéré pendant un certain temps, se dissipe par les seules forces de la nature, ou par l'action perturbatrice des agens thérapeutiques; mais elle produit aussi souvent une abolition plus ou moins complète de la sensibilité et de la motilité. S'il s'agit d'un cordon nerveux, celui-ci se désorganise, s'atrophie, et les muscles auxquels il va se rendre sont alors paralysés. Dans les expansions sensitives, la faculté de sentir, de recevoir les impressions extérieures, diminue progressivement ou s'anéantit tout-à-coup. Cette diminution ou cette abolition complète des phénomènes sensitifs, indépendante d'un état pathologique de l'encéphale, est quelquefois produite sans avoir été précédée de phénomènes apparens d'irritation. L'abolition de la sensibilité est alors presque toujours brusque, instantanée, comme on l'observe dans certaines paralysies partielles, et dans les cas d'amaurose subite; mais quoique primitivement produite sans symptômes d'irritation, celle-ci n'en a pas moins existé à un degré qui, tout en ne produisant pas de douleur, a suffi pour opérer la désorganisation, la compression ou l'asthénie nerveuse des parties affectées. Les différentes divisions du système musculaire de la vie animale, peuvent être frappées de paralysie, les appareils nerveux, oculaires et acoustiques, peuvent devenir insensibles à l'action de la lumière et des sons, être atteints de névroses passives, sans que les fonctions des malades soient même sensiblement troublées; mais les appareils nerveux intérieurs qui président aux actes organiques, dont la continuité d'action est absolument nécessaire à l'entretien de la vie, ne sont pas passibles de ce genre de névrose. L'exaltation nerveuse est la seule modification dont ils soient susceptibles, et si la contractilité paraît quelquefois diminuée dans les muscles viscéraux, ainsi que la sensibilité dans les sens internes, cet état pathologique s'accompagne toujours d'une altération cérébrale, produite par la compression, l'inflammation, l'épanchement ou la stupéfaction. Ces désordres peuvent bien enchaîner l'action vitale des viscères, engourdir leurs fonctions, les rendre moins susceptibles de répondre à l'action des stimulans; mais ils ne peuvent anéantir complètement la sensibilité et la contractilité dans les foyers de la vie, qu'en donnant la mort.

## DES IRRITATIONS DES NERFS DE LA VIE DE RELATION.

### *Névroses de la Vue.*

S'il est facile de séparer les névroses musculaires primitives des névroses consécutives que détermine l'excitation de l'encéphale, du rachis, ou des viscères digestifs, il n'est pas possible de considérer les névroses des sens, indépendamment du cerveau, puisque l'irritation qui produit l'affection nerveuse est quelquefois fixée dans cet organe, et occasionne, dans tous les cas, des phénomènes tellement identiques, qu'il est fort difficile pour le médecin de préciser au juste le siége de la maladie. Il faut donc, de toute nécessité, tenir un compte exact de l'état du cerveau dans l'histoire des névroses oculaires, et chercher à distinguer les cas où cet organe est affecté primitivemeut, de ceux où il l'est secondairement. Les irritations nerveuses qui exaltent, diminuent ou abolissent la faculté de voir, agissent sur la rétine, membrane nerveuse formée par l'épanouissement du nerf optique, sur ce nerf lui-même, ou sur la partie du cerveau qui donne naissance au nerf chargé de recueillir la sensation. L'altération du système sensitif du globe oculaire, produit des désordres dans la vision, dont il est souvent très-difficile de s'apercevoir ; les différens milieux de l'œil sont en effet d'une transparence remarquable, et l'on n'aperçoit aucune phlegmasie à laquelle on puisse rapporter les troubles visuels. L'état de l'iris, membrane toute nerveuse dont les contractions ont augmenté ou diminué d'énergie, ainsi que l'aspect général du globe oculaire, fournissent seuls au médecin des données sur l'état pathologique du système nerveux de l'œil.

Les névroses de la vue sont en général des maladies fort graves quand elles dépendent d'une altération idiopathique du cerveau, du nerf optique ou de la rétine: elles présentent beaucoup moins de gravité lorsqu'elles se rallient à l'irritation des organes digestifs. Les affections aiguës du tube intestinal, les gastro-entérites chroniques particulièrement, agissent sympathiquement sur l'organe de la vision, troublent les phénomènes visuels, déterminent une cécité plus ou moins longue; mais l'effet étant symptomatique et passager, il est rare que les phénomènes morbides sympathiques persistent après la guérison des foyers de l'irritation.

L'impression d'une lumière très-vive, du soleil ou des foyers incandescens, la réflexion des rayons lumineux par les corps blancs, tels que la neige, le sable, etc., les coups, les chutes, les blessures aux environs de l'œil, les excès des plaisirs vénériens, la stimulation des voies gastriques et du cerveau, sont des causes directes ou indirectes qui agissent immédiatement sur l'œil, par la stimulation qu'ils y développent, ou sympathiquement par l'irritation secondaire qu'ils y déterminent : cette diversité dans les causes productrices doit faire distinguer les névroses idiopathiques de l'organe, des névroses symptomatiques, distinction utile pour l'application raisonnée des moyens thérapeutiques.

## NÉVROSES ACTIVES.

### *De l'Hypérestésie de la Rétine.*

La rétine acquiert quelquefois, sous l'influence de l'irritation, un surcroît de sensibilité qui la rend plus ou moins douloureuse au contact de la lumière, et empêche la perception distincte et nette des corps que ce fluide doit peindre sur cette membrane. Les études, les veilles, l'impression d'un feu ardent, les affections morales, sont les causes les plus ordinaires de cette irritation.

L'ouverture de l'iris se rétrécit pendant le jour au point que les malades ne peuvent souvent rien distinguer ; mais ils recouvrent la faculté de voir dans les ténèbres ou à une faible lumière : ce symptôme de l'irritation de la rétine est la *nyctalopie* des auteurs ou vue de nuit. L'accès de la lumière produit des douleurs qui sont en rapport avec l'intensité de l'irritation, et détermine dans les mouvemens de l'iris des contractions et des relâchemens, en raison de l'éclat des corps lumineux. En même temps les malades éprouvent des illusions d'optique ; ils voient des cercles bleus, des flammes, des étincelles électriques, et les objets qu'ils veulent fixer sont enveloppés d'auréoles lumineuses, sont couverts de taches de diverses couleurs, et quelquefois disparaissent subitement ; cette irritation détermine en même temps un *strabisme* passager, des convulsions des paupières et un agacement nerveux général : les malades sont très-impressionnables, disposés aux mouvemens convulsifs, parce que l'irritation de la rétine est déversée sur le cerveau : cette névrose peut être également le résultat d'excès dans les plaisirs de l'amour, de l'irritation des voies digestives, qui réagit fortement chez les névropathiques, sur l'encéphale et l'appareil nerveux oculaire. L'hypérestésie de la

quelquefois naissance à un symp-
les auteurs ont désigné sous le nom
opie, vue double qu'on observe sou-
endant le cours des inflammations céré-
aiguës. Ce symptôme, lorsqu'il ne dé-
nd pas d'un défaut de parallélisme entre les points visuels de chaque rétine, paraît tenir à un surcroît de sensibilité oculaire, auquel se joint une inégalité d'excitabilité des deux appareils nerveux. Nous avons observé un cas de ce genre qui nous a paru dépendre entièrement de cette cause. Un avocat distingué du barreau de Paris, monsieur C. de V***., s'étant livré à un travail long et fatigant, éprouva d'abord une sensibilité extrêmement vive dans les deux yeux; quelque temps après, à la suite d'excès vénériens, il s'aperçut en se réveillant qu'il voyait les objets doubles et placés au-dessous les uns des autres. L'examen de l'œil nous fit reconnaître une forte contraction des deux pupilles, mais une contraction inégale : la gauche était plus dilatée que la droite. En fermant un œil, l'illusion se dissipait, mais la sensibilité restait la même. Une saignée, suivie de l'application d'un vésicatoire à la nuque, et la soustraction de toutes les causes de stimulations, dissipèrent en quelques mois ces symptômes alarmans. La sensibilité excessive

de la rétine, lorsqu'elle n'est pas suivie d'inflammation de l'organe irrité et de l'encéphale, et qu'elle résiste aux moyens de l'art, produit souvent tout-à-coup, ou par degré insensible, un état opposé, c'est-à-dire la perte de la sensibilité ou l'asthénie de l'appareil nerveux, oculaire.

On conseille pour le traitement de l'hypéresthésie de la rétine, quand elle ne dépend pas d'une affection gastrique ou autre, de diminuer la sensibilité générale et locale par un régime doux, les boissons émollientes, l'abstinence des plaisirs de l'amour et la soustraction de toutes les causes de stimulations physiques et morales. Les boissons légèrement anti-spasmodiques peuvent diminuer l'irritabilité oculaire dans le cas où l'estomac n'est pas enflammé : le lait, les légumes et les farineux doivent faire la base de la nourriture des malades, auxquels il n'est pas permis de faire usage des viandes même les plus douces, ainsi que de liquides vineux alcooliques ou aromatiques; la saignée du pied est également indiquée dans le cas de pléthore, et de congestion cérébrale : il en est de même des bains de pieds fortement sinapisés. Les malades doivent nécessairement habiter des lieux peu éclairés, ne se livrer à aucun travail, et porter des lunettes vertes, garnies de goussets verts. Lorsque l'irritation de la rétine et de l'encéphale est au contraire symptomatique d'une phlegmasie de l'estomac et des intestins, le traitement local ne produirait aucun effet, si préalablement on ne combattait, à l'aide de moyens appropriés, la phlogose des voies digestives.

---

## NÉVROSES PASSIVES.

### *De l'Héméralopie et de l'Amaurose.*

Nous réunissons, dans un même chapitre, l'héméralopie et l'amaurose, parce que ce sont deux degrés d'une même affection.

La rétine, après avoir été long-temps irritée, perd quelquefois sa sensibilité, tombe dans l'asthénie, ce qui constitue l'*héméralopie* idiopathique. La diminution de la sensibilité de la rétine est tellement évidente, que cette membrane a besoin d'être fortement ébranlée pour remplir ses fonctions, et, sous ce rapport, les vieillards fort avancés en âge sont, jusqu'à certain point, héméralopes, puisqu'ils ont besoin, pour distinguer les corps qui les environnent, d'une lumière naturelle ou artificielle très-vive. L'asthénie de la rétine peut devenir telle, que les seuls rayons solaires puissent l'ébranler. Les malades voient très-bien le matin, dans la journée, quand le soleil est au milieu de l'horizon; mais ils perdent la faculté de voir lorsque le jour baisse, et ne distinguent plus rien pendant la nuit, sans qu'il soit possible, suivant les auteurs, de réveiller la sensibilité oculaire à l'aide de foyers lumineux artificiels. La pupille est, dans tous les cas, fortement dilatée, et elle se contracte difficilement lorsque l'œil est exposé à la lumière.

L'*amaurose* consiste dans une diminution ou abolition complète de la faculté de voir, que déterminent l'asthénie nerveuse, l'atrophie du nerf optique, ou une désorganisation partielle du cerveau. Les causes de cette formidable affection sont à peu près les mêmes que celles des autres maladies des yeux: les excès dans les travaux, dans les plaisirs vénériens, une alimentation trop abondante, la pléthore, les blessures de la tête, du sourcil, lorsque les filets du nerf frontal sont intéressés. L'exposition aux rayons du soleil réfléchis par la neige dans les régions septentrionales, par les sables dans les régions équatoriales, l'habitude de fixer les corps lumineux, ou fortement colorés; les irritations cérébrales, suivies de douleurs fortes; les irritations aiguës et chroniques du tube intestinal, toutes ces causes, en agissant immédiatement ou secondairement sur l'appareil nerveux oculaire, ou sur l'encéphale, peuvent éteindre la sensibilité, et déterminer l'amaurose. Cette affection, d'après l'action des causes, siége dans la rétine, dans le nerf optique, ou dans la substance du cerveau, ou bien elle est symptomatique, c'est-à-dire, l'effet secondaire d'une lésion viscérale. Lorsque la maladie dépend d'une modification morbide et idiopathique du systême nerveux oculaire, ou de l'encéphale, il s'agirait de déterminer positivement les signes propres à faire reconnaître le lieu de l'affection, ce qui n'a pas été fait, attendu que les symptômes sont presque toujours identiques. Cependant, si l'amaurose avait été précédée de violens maux de tête, d'une irritation cérébrale manifestée par la migraine, de douleurs éprouvées dans le fond des orbites, sans que la pupille soit extrêmement dilatée, on pourrait augurer que la lésion de la vue provient d'une altération de l'encéphale. Dans le cas, au contraire, où la sensibilité se serait éteinte par l'abus des excitans directs de l'œil, si, d'ailleurs, l'iris était frappée d'une immobilité complète, on pourrait penser que la lésion existe dans la rétine ou le nerf optique. Les ophtalmies très-aiguës, accompagnées d'une vive sensibilité de l'œil, ou l'hypérestésie de la rétine sans inflammation, précèdent quelquefois l'apparition de l'amaurose; d'autres fois, la sensibilité diminue progressivement, par l'asthénie toujours croissante, ou par dégénération et atrophie du nerf optique, ou bien encore, elle survient tout-à-coup sans avoir été précédée d'aucun symptôme morbide. L'asthénie nerveuse oculaire n'est pas toujours complète ; mais elle le devient au point qu'on ne peut plus distinguer le jour de la nuit ; les yeux ont perdu toute leur vivacité ; les pupilles sont larges, elles n'ont plus la faculté de se contracter, ou elles se contractent difficilement ; les yeux sont mornes, ils expriment l'étonnement. L'amaurose attaque ordinairement les deux yeux en même temps, quoiqu'on ait cependant des exemples de l'insensibilité de la rétine d'un seul œil. Les malades ne sont pas toujours frappés de prime abord d'une cécité complète, attendu que la rétine n'est souvent affectée que dans quelques points de son étendue, alors l'insensibilité est seulement partielle, et elle détermine l'apparition de mouches fixes par rapport à l'axe optique, qui ont été attribuées à un épanchement dans le tissu, ou sur la surface de la rétine, ou bien à la dilatation variqueuse des vaisseaux; mais sans aucun épanchement, sans inflammation, ces mouches peuvent se développer; il y a plus, une grande portion de la membrane peut être frappée d'insensibilité, sans que les fonctions des parties saines soient altérées. C'est ainsi que madame de *Pompadour*, s'étant exposée au froid, éprouva une insensibilité subite d'une portion de la rétine de l'œil gauche, qui la privait de la faculté de voir la moitié des objets qu'elle regardait en face. M. Demours dissipa cette affection en excitant les fonctions de la peau, que l'exposition à l'air froid avait supprimées.

L'apparition des mouches fixes, qui correspond à une diminution de la sensibilité de la rétine, est d'un très-fâcheux augure, puisqu'elle annonce une asthénie partielle qui souvent devient générale; aussi, les gens du monde qui n'ignorent pas cette circonstance, et des médecins eux-mêmes, sont-ils frappés de terreur, lorsqu'ils aperçoivent quelques-uns de ces corps devant leurs yeux; mais il y a ici une distinction fort importante à faire par rapport à ces corps: les uns, en effet, sont *fixes*, les autres *mobiles*. Les premiers sont dus à une insensibilité partielle de la rétine, et sont fort graves de leur nature; les autres ont la forme de légers filamens de coton, ou de flocons de neige : ils sont mobiles, voltigent sans cesse, et ils n'ont aucun rapport avec l'état pathologique de cette membrane; on les observe quelquefois dès la naissance, où ils se développent dans le cours de la vie, sans cause appréciable, ou bien à la suite des ophtalmies externes ou internes; alors, en fixant les objets, principalement ceux qui réfléchissent fortement la lumière, on aperçoit des corps presque toujours demi-diaphanes, qui, d'abord fixes, vacillent, tournoient et descendent au bas de l'orbite; si on répète l'expérience, en renversant la tête de manière à ce que le front soit projeté en arrière et en bas, alors ces corps suivent une route opposée; après avoir vacillé, ils descendent et semblent se perdre dans les sourcils; si le globe de l'œil est immobile dans ces diverses positions, on n'aperçoit plus rien; mais aussitôt qu'il est mis en mouvement, les mêmes corps reparaissent; beaucoup de personnes voient seulement ces nuages lorsqu'elles y font attention, parce que l'habitude émousse l'action que ces corps produisent sur la rétine. M. *Demours* place le siége de ces corpuscules dans l'humeur de *Morgagni*, dont quelques portions, sans avoir perdu leur transparence, acquièrent une densité, une pesanteur et une réfringence plus considérables; la présence de ces corps ne doit inspirer aucune inquiétude aux malades, et c'est à tort qu'on les a confondus avec les mouches fixes;

de de les voir dissipe la légère incomté qu'ils occasionnent.

'amaurose, qu'elle soit d'ailleurs subite ou ente, récente ou invétérée, complète ou incomplète, dépend toujours d'une asthénie nerveuse ou d'une altération organique, soit du nerf optique, soit du cerveau. On a prétendu qu'il existait une amaurose sthénique qui s'accompagnait alors de vives douleurs, de contractions de la pupille avec rougeur de la conjonctive, d'apparition de taches rouges, violettes, blanches, d'auréoles lumineuses, etc.; ces symptômes indiquent une névrose active; l'augmentation de la sensibilité donne naissance aux phénomènes qui viennent d'être tracés; l'aveuglement incomplet dépend de cette sensibilité; les illusions d'optique en sont le résultat, mais ces désordres ne constituent pas une amaurose, à moins qu'on ne veuille donner ce nom à toutes les maladies qui, en augmentant la vitalité de l'organe, troublent les phénomènes naturels de la vision; alors, l'ophtalmie serait une amaurose. On doit, suivant nous, conserver ce nom à la perte de sensibilité, à la névrose passive de la rétine résultant de l'asthénie de cette membrane, de la désorganisation du nerf optique, ou de la portion du cerveau où il prend naissance.

L'amaurose est ordinairement continue; on l'a observée néanmoins intermittente : elle devait alors se rallier à une irritation viscérale et probablement à l'irritation gastro-intestinale dont on ne s'est pas aperçu; le plus ordinairement cette affection marche avec rapidité vers la cécité complète, elle s'arrête cependant quelquefois dans son cours et reste stationnaire; elle peut d'ailleurs se compliquer avec toutes les inflammations des parties externes et internes de l'œil, et avec la cataracte.

L'ouverture des cadavres a démontré des désordres locaux et des altérations viscérales qui ont été peut-être la cause du développement de l'amaurose; *Heister* a trouvé sur des cadavres d'amaurotiques des désordres dans l'abdomen et la poitrine; *Fabrice De Hilden, Morgagni, Sauvage, Boerhaave, Santorini*, M. *Demours* et d'autres médecins, ont découvert des altérations dans la rétine, plus communément dans le nerf optique atrophié, suppuré, comprimé par des exostoses. On a également rencontré des lésions dans le cerveau, des abcès, des ramollissemens partiels, des épanchemens, des irritations chroniques des points cérébraux d'où naissent les nerfs optiques.

Le traitement de cette maladie repose sur la

distinction de l'amaurose en idiopathique et en symptomatique, lorsque l'irritation idiopathique de la rétine est accompagnée d'une excitation générale de l'œil et du cerveau, ce qui arrive souvent au début. Les saignées générales et locales préviennent l'asthénie, et doivent être mises en usage, ainsi que les fumigations émollientes et les bains de pieds fortement sinapisés; le malade doit en même temps habiter un appartement peu éclairé et ne se livrer à aucun travail. Dans l'amaurose bien caractérisée, les saignées générales et surtout l'application des sangsues, des ventouses scarifiées, sont contre-indiquées, à moins qu'il y ait en même temps pléthore, et que le cerveau soit engorgé, autrement, les excitans locaux et généraux deviennent nécessaires. On a employé les fumigations aromatiques, la vapeur de résine de benjoin, de succin, de la décoction aqueuse de café torréfié, dirigées sur les cornées transparentes, les frictions alkooliques aromatisées sur les paupières, aux tempes, autour des yeux, les bains et les frictions électriques, et comme révulsifs, lorsque le canal intestinal n'est point enflammé; les substances émétiques et purgatives. Lorsque ces moyens ne produisent aucun effet, les auteurs conseillent généralement l'emploi du séton, des moxas aux tempes, à la nuque, mais l'amaurose est souvent rebelle à l'action des moyens les plus puissans, et les médecins ne peuvent même concevoir d'espoir fondé de guérison que lorsque l'affection est peu ancienne, qu'elle est développée chez un sujet jeune, qu'elle est incomplète, qu'elle se rallie à un état pléthorique, ou qu'elle est symptomatique. Si la pupille est entièrement dilatée et immobile, sans que le malade puisse distinguer le jour de la nuit, et que, d'après l'état antécédent, on puisse soupçonner une altération dans la rétine, le nerf optique ou le cerveau, toute tentative de guérison devient inutile : l'insensibilité est éteinte pour jamais.

L'amaurose symptomatique est en général beaucoup moins grave que la précédente, et beaucoup plus facile à guérir. Si l'on recherche les organes qui, dans l'état physiologique, réagissent le plus puissamment sur les yeux, on place en première ligne le canal digestif. Il suffit en effet de l'acte de la digestion pour que les yeux s'échauffent, s'injectent, rougissent, et deviennent plus sensibles à l'action de la lumière pendant toute la durée de l'excitation gastrique. Les érections vitales du cerveau, des organes sexuels, produisent des effets analogues. Il n'est donc pas étonnant que ces organes, dans l'état maladif, réagissent fortement sur le système vasculo-nerveux de l'œil, et y produisent des phénomènes symptomatiques : ce sont surtoût les irritations chroniques du tube intestinal qui provoquent, chez les sujets névropathiques, l'hypérestésie de la rétine, des illusions, la diplopie et l'amaurose. Cette dernière est ordinairement incomplète, intermittente ; elle se développe sous l'influence des stimulans, et se dissipe au moyen des anti-phlogistiques. Le traitement de cette névrose secondaire diffère essentiellement de celui de l'amaurose idiopathique, puisque la cause des symptômes morbides oculaires réside dans les voies digestives ; c'est en remédiant à la phlogose aiguë ou chronique, continue ou intermittente du canal intestinal ; en calmant la souffrance des viscères par des moyens rationels, qu'on peut espérer une complète guérison. *Boerhaave* rapporte l'histoire d'un homme qui était attaqué d'une amaurose parfaite toutes les fois qu'il buvait du vin, et qui n'était nullement indisposé lorsqu'il se privait de cette liqueur. Il est bien probable que cet homme aurait été frappé d'une cécité complète s'il eut continué à faire usage d'un liquide qui, par son action sur l'estomac, produisait des effets si redoutables.

## NÉVROSES DE L'OUÏE.

L'ouïe est un des sens qui donne à l'homme sa supériorité morale et intellectuelle, et dont la privation tarit la plus grande partie des jouissances de la vie. Malgré les précautions que la nature a prises pour le soustraire à l'action des corps extérieurs, en le renfermant dans l'épaisseur des os de la tête, ce sens est exposé à beaucoup de maladies qui, toutes, peuvent amener la surdité.

La délicatesse de l'ouïe est plus grande encore que celle de la vue. Les rayons lumineux, en effet, après avoir traversé les diverses humeurs de l'œil, parviennent directement à la rétine pour y peindre les objets : il faut que le fluide lumineux touche matériellement la membrane nerveuse chargée de percevoir la sensation, autrement les phénomènes normaux de la vision n'auraient pas lieu. Il n'en est pas de même du sens de l'ouïe : les ondes sonores extérieures ne pénètrent pas jusqu'à la portion molle du nerf acoustique; les sons, recueillis dans l'oreille externe, viennent frapper la membrane du tympan sans pouvoir, à moins de perforation, pénétrer plus avant; la commotion retentit dans la cavité de la caisse, et dans les cellules mastoïdiennes ; l'air et la série d'osselets que renferment ces cavités oscillent, et l'ébranlement communiqué au vestibule par la fenêtre ovale, et à l'humeur aqueuse qui le propage dans les canaux demi-circulaires, parvient enfin à la pulpe nerveuse, siége de la sensation.

La portion molle de la septième paire de nerfs, expansion nerveuse, d'une mollesse extrême, semblable à celle du cerveau, est donc chargée exclusivement de recevoir les impressions sonores, et de les transmettre à l'encéphale. La portion dure du même nerf préside aux mouvemens musculaires de l'appareil acoustique.

## NÉVROSE ACTIVE.

### *De l'Otalgie.*

Cette névrose n'est pas décrite dans les auteurs, qui paraissent l'avoir confondue avec les inflammations de l'oreille, et particulièrement avec l'otite interne. C'est M. *Itard* qui a fixé l'attention des médecins sur l'irritation idiopathique de l'appareil nerveux de l'oreille, sans phénomènes inflammatoires. Cette irritation est ordinairement un des symptômes de l'otite; mais elle peut se développer seule, et alors la conque de l'oreille, le conduit auditif et la membrane du tympan ne présentent ni injection capillaire, ni rougeur, ni gonflement. Les douleurs ont également des caractères spéciaux; elles se développent tout-à-coup, disparaissent quelquefois au moment de leur plus grande violence, et elles se portent souvent d'une oreille sur une autre. Presque toujours le malade est sourd pendant l'accès : il éprouve des tintemens d'oreille, et le plus léger bruit excite des sensations fort vives et douloureuses. Lorsque les douleurs sont très-aiguës, elles se propagent sur les tempes et sur les joues; les yeux sont rouges, larmoyans, tuméfiés; toutes les parties qui avoisinent l'oreille partagent, jusqu'à un certain point, sa sensibilité morbide.

L'otite, qu'on peut facilement confondre avec l'otalgie, occasionne également des douleurs extrêmement vives dans l'oreille; mais elles acquièrent graduellement une intensité toujours croissante, et s'apaisent avec lenteur sans disparaître entièrement; la perception du bruit, la mastication, les ébranlemens de la tête, les exaspèrent et les augmentent. L'otite s'accompagne d'une céphalalgie très-vive avec bourdonnemens, sifflemens dans les oreilles; le pouls est fort, dur et plein; le fond de la gorge est douloureux, et le malade n'entend rien, ou entend très-difficilement; les douleurs persistent sans intermittence bien sensible, jusqu'à ce que la matière purulente, épanchée, s'échappe soit par la membrane du tambour, soit par le conduit guttural du tympan.

L'otalgie est ordinairement l'effet du refroidissement de la tête en transpiration. On l'a vue succéder à une névralgie faciale, à des douleurs rhumatismales, à l'odontalgie, en général aux phlegmasies mobiles. Il est bien probable que le siége de cette affection réside dans la pulpe nerveuse du nerf acoustique, cependant, M. *Itard* pense que l'irritation est fixée sur les ramuscules nerveux qui vont aux muscles des osselets, et aux membranes qui tapissent l'oreille interne.

Malgré les différences symptomatiques qu'a établies M. *Itard* entre l'otite et l'otalgie, il doit être souvent très-difficile de les distinguer l'une de l'autre. C'est pourquoi il faut étudier soigneusement les symptômes, examiner l'état de l'oreille, de la membrane du tympan, et remonter aux causes avant d'établir le diagnostic, et de baser un traitement rationel. L'action du froid sur la tête étant une cause puissante du développement de l'otalgie, on conseille d'éponger le crâne avec de l'eau chaude, de frictionner les cheveux avec des flanelles jusqu'à ce que la tête soit sèche, et de la couvrir ensuite d'une flanelle sèche et chaude, ou d'une coiffe de taffetas gommé : on conseille la saignée générale et les émissions sanguines locales dans le cas de pléthore; l'injection du lait, ou d'une décoction de plantes émollientes, dans l'oreille, auxquelles on peut ajouter quelques gouttes de baume tranquille. Il serait dangereux de faire usage de l'opium; car, d'après *Galien*, *Zacutus* et M. *Itard*, cette substance, injectée dans l'oreille, a produit des accidens graves, tels que l'assoupissement, des vertiges, des convulsions et la mort. L'opium peut être employé en épithème sur les tempes, ou sur les apophyses mastoïdes. On a également conseillé l'application de mouches vésicatoires sur ces parties. Viennent ensuite les moyens généraux, propres à diminuer l'irritabilité : le repos, la tranquillité, l'usage d'alimens doux; pendant les accès, on conseille de donner quelques cuillerées d'une potion, ou d'un julep calmant lorsque les voies gastriques sont exemptes d'inflammation. M. *Deleau* recommande l'extrait de belladone, dont il s'est servi avec avantage pour diminuer l'exaltation de la sensibilité nerveuse auriculaire.

## *De la Paracousie.*

On a rangé dans cette classe toutes les dépravations de l'ouïe qui ont été considérées comme nerveuses. Ces dépravations ont été rapportées à quatre variétés principales. Dans la première on entend très-confusément les sons aigus et forts, tandis qu'on distingue beaucoup mieux ceux qui sont bas et faibles; d'autres fois, les sons aigus, forts et discordans font éprouver de la douleur. Dans un autre genre, une oreille entend le son tel qu'il est, et l'autre en est affecté d'une manière entièrement différente. Enfin, la quatrième variété, que Sauvages a nommée *paracusis willisiana*, consiste dans la difficulté ou l'impossibilité d'entendre les sons doux et médiocres, à moins qu'on ne fasse en même temps un grand bruit. Telles sont les principales anomalies acoustiques qu'on trouve décrites dans les auteurs; mais comme les cas de ce genre se présentent rarement à l'observation des médecins, et que ceux qui ont été observés jusqu'à présent sont très-peu nombreux, il est difficile d'apprécier la véritable nature de ces affections, et d'affirmer qu'elles sont purement nerveuses. Il faudrait d'abord bien connaître toutes les nuances des phlegmasies chroniques de l'oreille, et l'histoire de l'otite chronique est encore à faire.

La première anomalie acoustique, dans laquelle on entend confusément les sons aigus et forts, tandis qu'on distingue mieux ceux qui sont bas et faibles, pourrait dépendre d'une exaltation nerveuse, ou d'une phlegmasie chronique de l'intérieur de l'oreille : les sons aigus sont entendus difficilement, parce qu'ils ne sont plus en rapport avec la sensibilité de l'organe irrité ou enflammé : de même que l'œil supporte difficilement la lumière, et distingue mal les objets à une vive clarté, lorsqu'il est le siége d'une phlegmasie chronique, tandis qu'il peut encore remplir ses fonctions dans l'obscurité.

La deuxième variété, celle dans laquelle le son perçu naturellement par une des oreilles, l'est par l'autre d'une manière vicieuse ou différente, ne tiendrait-elle pas à la phlegmasie chronique d'une seule caisse du tympan : les ondes sonores ébranlent convenablement tout l'appareil acoustique d'une oreille : dans l'autre, au contraire, la membrane du tympan irrité ne se met plus en harmonie avec la force, la gravité et l'acuité des sons : les muscles et les osselets ne se meuvent plus avec facilité, et les excrétions de l'inflammation chronique rendent peut-être la transmission des sons plus difficile, et empêchent la netteté de l'audition.

La troisième variété, caractérisée par la douleur que font éprouver les sons aigus et discordans, pourrait dépendre de l'exaltation de la sensibilité nerveuse auriculaire, et pourrait être un premier degré de l'otalgie idiopathique ou symptomatique, comme on l'observe dans toutes les irritations de l'encéphale.

La quatrième variété est la plus singulière, puisqu'on ne peut entendre les sons bas et doux, que lorsqu'on fait en même temps beaucoup de bruit; cette anomalie nous paraît résulter de la diminution de sensibilité du nerf acoustique, d'une véritable névrose passive; le grand bruit déterminerait alors sur les nerfs auditifs et sur la membrane du tympan une irritation, une tension instantanées qui les rendraient momentanément propres à recueillir la sensation des sons faibles; les transactions philosophiques contiennent deux cas remarquables de cette névrose; il s'agit d'un gentilhomme sourd de naissance, qui ne pouvait entendre qu'au moyen d'un roulement de tambour, et d'un homme qui n'éprouvait la perception des sons, que lorsqu'on sonnait les cloches.

Les anomalies acoustiques présenteront des indications thérapeutiques spéciales, lorsqu'on aura bien déterminé la nature de la maladie; jusqu'alors, le médecin sera obligé de s'en tenir aux principes généraux de la thérapeutique; l'étude des causes et l'examen de l'oreille pourront néanmoins le guider sur la nature nerveuse ou inflammatoire de ces affections, de manière à ce qu'il puisse mettre en pratique un traitement rationel. La quatrième variété de paracousie, si elle dépend d'une diminution de sensibilité, réclame alors les moyens locaux et généraux qu'on met en usage contre la surdité.

## *Du Tintouin.*

Le tintouin ou bourdonnement, décrit comme affection pathologique et classé au nombre des névroses, est caractérisé par une perception de différens bruits que ne déterminent point les ondulations sonores de l'air. Sauvages en a admis plusieurs variétés sous les noms de *bombus, tinnitus, sibillus, susurrus,* etc., d'après la diversité des bruits que les personnes affectées croient entendre. M. *Itard* a distingué les bourdonnemens en deux genres : les premiers dépendent d'un bruit communiqué à l'oreille, par un obstacle de l'air dans la trompe d'eustache, ou onduit auditif externe; il les a nommés nnemens vrais; il a désigné les seconds qui ennent d'une exaltation morbide du sens ditif, sous le nom de bourdonnemens faux. L'afflux du sang vers la tête, l'anévrisme des artères placées dans le voisinage des oreilles, la suppression d'une hémorragie habituelle, des menstrues, du flux hémorroïdal, sont autant de causes occasionnelles d'un raptus de sang vers l'encéphale et de bourdonnement consécutif. Les irritations des viscères agissent quelquefois sympathiquement sur les oreilles et déterminent une perception de bruits qui n'existent réellement pas, telles sont les irritations encéphaliques, gastro-intestinales, utérines, etc. Les hémorragies abondantes produisent le même effet; en résumé, le bourdonnement vrai ou faux est toujours le résullat d'une irritation idiopathique vasculo-nerveuse de l'oreille, ou du transport rapide du sang dans la substance cérébrale, ou bien c'est l'effet sympathique d'une irritation proche ou éloignée; dans tous les cas, le bourdonnement ne constitue pas une maladie. C'est un symptôme dont le traitement ne peut être séparé de celui que réclame l'affection qui le produit.

## NÉVROSE PASSIVE.

### *De la Surdité.*

La surdité ou l'abolition entière des fonctions de l'ouïe, n'est pas toujours subite, elle est ordinairement précédée de la *dysecie*, dans laquelle l'audition est faible, quoique les ondes sonores produisent un ébranlement assez fort de l'air pour exciter une forte sensation. La surdité doit être rapportée à deux causes principales essentiellement différentes : dans la première, la difficulté d'entendre provient de l'altération des parties membraneuses, cartilagineuses, osseuses, qui entrent comme parties constituantes dans la structure de l'oreille ; nous n'avons pas à nous occuper de ces altérations ; dans la seconde, la surdité est le résultat d'une modification du système nerveux auriculaire, d'une compression, d'une asthénie nerveuse, d'une désorganisation de la pulpe du nerf acoustique. La difficulté ou l'impossibilité d'entendre, a des résultats bien différens, suivant l'époque de la vie où cette cruelle maladie se développe. Chez les enfans, elle entraîne la mutité ; chez les adultes, l'affaiblissement de la faculté d'entendre les éloigne du monde, leur fait rechercher la solitude, et les prédispose ainsi à toutes les irritations organiques que donne un profond chagrin.

Les causes occasionnelles de la surdité par atrophie du nerf auditif sont peu connues; elles paraissent néanmoins dépendre, 1°. des stimulations directes exercées sur l'organe de l'ouïe: tels sont l'action du froid, les éclats du tonnerre, les décharges d'artillerie, les coups, les chutes, l'inflammation des membranes intérieures de l'oreille; 2°. des irritations et des épanchemens cérébraux qui compriment et atrophient le nerf acoustique; 3°. de la métastase d'une irritation, et sympathiquement d'une irritation du canal digestif de la matrice, qui réagit sur la pulpe nerveuse. La sensibilité des organes dont il s'agit, est souvent exaltée avant d'être abolie, et les malades éprouvent d'abord la perception d'un bruit continuel, d'un bourdonnement insupportable, auxquels succède une difficulté d'entendre qui augmente sans cesse jusqu'à l'abolition complète de l'audition. La lésion du nerf est alors idiopathique, indépendante de toute irritation cérébrale ou de tout autre organe. La surdité est quelquefois subite et dépend de la compression que détermine un épanchement de sang dans le cerveau, épanchement d'où peut résulter l'atrophie du nerf, si l'absorption ne le soustrait pas à une compression long-temps continuée. La surdité augmente considérablement dans la vieillesse, et à l'époque critique chez la femme ; elle diminue également à l'approche des règles, mais, en général, les surdités qui surviennent brusquement à la suite d'attaques d'apoplexie, ou qui arrivent lentement dans un âge avancé, offrent peu de ressources, et presque toujours les remèdes échouent. Quant aux surdités intermittentes, elles sont beaucoup moins dangereuses, et s'il est permis de juger par analogie, elles doivent souvent accompagner les inflammations viscérales, comme on le remarque pour l'amaurose.

On observe également des surdités passagères qui paraissent servir de crise aux gastro-entéro-céphalites qui n'ont pas été arrêtés dans leur marche : ces dernières se dissipent ordinairement d'elles-mêmes pendant la convalescence. En général, cette maladie est extrêmement grave, et lorsqu'elle résiste aux moyens de l'art, on ne peut pas compter sur les changemens qu'amènent dans l'organisme, la puberté, la première menstruation, les changemens de climats, etc., qui influent si puissamment sur les autres affections ; elle ne tend pas à se guérir d'elle-même, elle ave sans cesse, et si les modificateurs ne ennent pas à réveiller la sensibilité du nerf, dité fait de continuels progrès et arrive à egré d'incurabilité insurmontable.

Avant d'entreprendre le traitement de la surdité, il faut d'abord connaître le siége de la maladie ; savoir si le défaut de la perception des sons dépend d'un obstacle à l'introduction des ondes sonores dans l'oreille, de l'oblitération de la trompe d'eustache, ou de l'asthénie nerveuse du nerf; et dans ce dernier cas, il faut savoir si la lésion est idiopathique ou symptomathique. Ces recherches fort importantes sont très-difficiles, et il arrive trop souvent que, faute d'une juste appréciation de l'état maladif, on est réduit à faire un traitement expérimental. Cependant le bon état du conduit auditif externe de la membrane du tambour, des conduits gutturaux du tympan peuvent faire soupçonner l'affection simplement nerveuse. On la jugera symptomatique lorsque l'irritation des voies digestives, de la matrice, de l'encéphale aura précédé le développement de la névrose, et la première indication sera de combattre l'affection primitive, et de remédier ensuite aux désordres sympathiques. Lorsque la surdité i pathique dépend de l'asthénie nerveuse, le tr tement est basé sur l'emploi des stimulans locaux, et sur les dérivatifs. Dans le cas où le malade est fort, pléthorique et présente un pouls large et plein, on conseille la saignée, un régime plus doux, moins substantiel; l'application de ventouses scarifiées au cou, sur les épaules; les frictions électriques sur les parties externes; l'introduction de pointes de bois dans l'oreille, pendant que le malade, isolé, est en communication avec l'appareil électrique; on conseille également l'injection de liquides stimulans aromatiques, de la décoction de thym, d'ail, de menthe, etc.; l'injection de l'eau de mer, de l'eau saturée d'une solution d'hydro-chlorate de soude, la fumée de tabac introduite dans la caisse par les trompes d'eustache, en la forçant à remonter de la bouche dans l'oreille; l'injection dans la cavité du tympan de liquides excitans, astringens, en pratiquant le cathétérisme des conduits gutturaux, ensuite l'emploi des excitans révulsifs locaux et généraux; les vésicatoires derrière les oreilles; les moxas, petits et nombreux, brûlés sur l'os temporal; les cautères appliqués derrière l'angle de la mâchoire; les sétons passés à la nuque; les purgatifs qui peuvent avoir des résultats avantageux toutes les fois que le canal intestinal n'est pas enflammé;

les lavemens purgatifs drastiques, qui pro quelquefois de bons effets. Si on peut juger l'impuissance de l'art par la multiplicité des remèdes, jamais on n'aura plus à déplorer le peu d'effets de tous les moyens que la médecine conseille contre une maladie dont les causes et le siége souvent inconnus, rendent le traitement fort long, souvent empirique, et rarement heureux.

## NÉVROSES DU TACT ET DU TOUCHER.

La peau, organe du tact et du toucher, est une membrane d'une texture compliquée qui enveloppe, à l'extérieur, le corps de l'homme et des animaux. Les fonctions de cette membrane sont de deux ordres : les premières sont relatives aux sensations, aux rapports qu'elle entretient avec les corps extérieurs, et le cerveau : les secondes appartiennent au domaine des fonctions organiques. Cette enveloppe a pour base le chorion ou derme, espèce de feutre qui livre passage à des nerfs, des artères, des veines, et à des vaisseaux lymphatiques. Ces vaisseaux et ces nerfs viennent former, suivant la plupart des anatomistes, plusieurs couches superposées les unes aux autres, qui sont, en procédant de dedans en dehors, le tissu papillaire, puis le corps muqueux de *malpighi*, membrane très-mince, siége principal de la coloration de la peau, et qui loge dans les enfoncemens que présente sa face interne, les petites éminences du tissu papillaire, ou les papilles tactiles, et enfin l'épiderme ou surpeau, dernière expansion qui enveloppe et protège toutes les autres. On trouve en outre dans l'épaisseur de la peau les follicules sébacées et les capsules pilifères : cette membrane est essentiellement vasculo-nerveuse, et c'est à l'aide de ses nerfs et de ses vaisseaux qu'elle remplit ses fonctions tactiles et ses fonctions organiques d'absorption et d'exhalation. La sensibilité n'existe pas au même degré sur toute la surface de cette enveloppe; elle est beaucoup plus sensible dans les points où les papilles nerveuses abondent, et où l'épiderme est plus mince, comme aux environs des ouvertures naturelles, près desquelles elle s'amincit pour se continuer avec les membranes muqueuses : elle est généralement beaucoup plus impressionnable chez la femme que chez l'homme.

La peau, considérée comme organe sensible, reçoit l'impression des corps, et transmet au cerveau la sensation que lui ont fait éprouver les diverses qualités de ces corps, telles que leur température, leur forme, leur consistance, leur volume,

: elle agit aussi sur le viscè t y un sentiment de bien-être de suivant l'état des corps q i so en avec elle : le chatouillen nt, l 'il r, excite une sorte de se ation ap-tueuse dans les viscères; s'il es poussé op loin, il développe des douleurs, d mouv ns convulsifs, et pourrait même donn r la m en déterminant une congestion dans cerve et la poitrine. Le toucher du corps de la femn é-veille les organes génitaux, excite le cœur fa-vorise la secrétion du sperme, etc. Ainsi d c, pendant que la peau fournit à l'h me de o-tions sur les objets qui l'environn t, ell ut en même temps agir sur les viscèr , et ass ier aux fonctions de relations des omènes or-ganiques. Toute l'enveloppe cut e étant n-sible, elle communique au cent perce on les impressions qu'elle a reçues : phénon ne de relation constitue le tact; mai est cert ins modes des objets que toutes les ortions d la peau, prises indifféremment, ne rraient pas apprécier. Pour acquérir des ons sur les formes, les contours des corps, ut pouvoir les contenir, les palper, les embrasser : ce phé-nomène de relation, plus compliqué, qui ge de la part du cerveau une attent n plus utenue, est le toucher, la main en est l'organe. Le toucher n'est au reste que le tact perfectionné par une plus grande sensibilité de la portion de la peau qui y préside, et par la faculté qu'a l'organe de se mouler sur tous les objets dont le cerveau veut acquérir la connaissance.

Les nosographes n'ont fait aucune mention des névroses de la peau; elles existent cependant, quoiqu'on ait peu de détails, principalement sur les irritations nerveuses idiopathiques de cette membrane. Elles sont actives ou passives, idiopathiques ou sympathiques, comme toutes celles de la vie animale. Les névroses actives idiopathiques existent rarement seules, elles sont presque constamment accompagnées d'un certain degré d'inflammation de la peau. L'action du froid, l'application des corps irritans, l'introduction subite d'une certaine quantité de calorique, développent quelquefois une irritation purement nerveuse de cette membrane. Les malades ressentent une constriction momentanée de tout le système dermoïde, ils ont ce qu'on appelle vulgairement *la chair de poule:* ils éprouvent également du prurit, des cuissons, des élancemens; mais il est rare qu'on observe des phénomènes beaucoup plus remarquables, à moins qu'une inflammation consécutive ne se développe. Quant à la perte de sensibilité de cette membrane, indépendante d'une lésion encéphalique, nous n'en connaissons point d'exemples.

Les névroses symptomatiques, actives ou passives, sont plus communes et mieux connues. La gastrite, la gastro-entérite, les irritations cérébrales, déterminent souvent dans la peau une sensibilité morbide très-vive, qui augmente beaucoup les souffrances des malades : ils éprouvent des douleurs aiguës lorsqu'on les touche, ou lorsqu'ils veulent se remuer. Cette sensibilité peut s'élever au point que le plus léger attouchement occasionne quelquefois des mouvemens convulsifs.

L'irritation inflammatoire cérébrale dans le mode soporeux, certaines gastro-céphalites, la catalepsie, l'épilepsie, l'apoplexie, frappent souvent la peau d'une insensibilité locale et générale, ou d'un engourdissement plus ou moins profond, que les excitans les plus énergiques ne peuvent pas dissiper. Un jeune homme auquel MM. *Broussais*, *Bernard* et *Treille* donnaient des soins pour une syphilis caractérisée par des ragades, des douleurs dans l'intérieur des os des cuisses, des jambes, et par la chute des poils, se soumit à un traitement anti-vénérien qui améliora les symptômes; mais ne croyant pas avoir la vérole, il discontinua le traitement et entreprit un long voyage pendant lequel il fut attaqué d'un violent typhus, dont la convalescence fut fort longue, et s'accompagna d'une *insensibilité des doigts*, et de douleurs ostéocopes très-violentes. Convaincu qu'il était affecté d'une maladie vénérienne, il consentit alors, anssitôt que ses forces le permirent, à un traitement complet, dont il éprouva les plus heureux effets.

M. *Treille*, rédacteur de l'observation, pense que l'insensibilité des doigts pouvait bien être un symptôme de la vérole; mais on conçoit difficilement comment cette maladie, qu'elle dépende d'ailleurs de la présence d'un virus, ou d'une simple irritation organique, pourrait produire un pareil phénomène. Il est plus probable, suivant nous, que cette insensibilité partielle, développée à la suite du typhus, a été le résultat d'un engorgement, d'une compression que l'irritation avait déterminés dans la substance cérébrale. Les Mémoires de l'Académie des Sciences, année 1743, font également mention d'un cas remarquable d'une insensibilité partielle de la peau. Un militaire éprouva une perte de sentiment dans le bras gauche sans paralysie, qui ne l'empêchait pas d'exécuter avec ce membre tous les mouvemens nécessaires au maniement des armes.

Les névroses actives de la peau, sans irritation gastro-intestinale ou encéphalique, si elles persévéraient sans inflammation, pourraient réclamer l'emploi des bains émolliens, et des préparations opiacées, pour diminuer l'éréthisme nerveux général. Quant aux névroses symptomatiques, le traitement doit être dirigé contre la lésion cérébrale qui les entretient : les auteurs conseillent la flagellation, l'urtication, pour tirer l'encéphale de l'état soporeux où il est plongé, et pour prévenir une congestion et une apoplexie mortelles. C'est dans ce but que M. *Sarlandière* mit en usage avec succès l'acupuncture sur le cataleptique qu'il soigna à Montaigu. Dans le cas où une insensibilité locale persisterait après la guérison de la maladie principale, on pourrait employer les frictions sèches aromatiques, les frictions avec la teinture de quinquina, l'eau-de-vie de gaïac, les linimens ammoniacaux camphrés, et tous les excitans assez énergiques pour remédier à l'asthénie nerveuse de la peau.

## *Névroses du Goût et de l'Odorat.*

Ces deux sens se trouvent être placés sous la dépendance du cerveau, et particulièrement des organes de la digestion ; l'exaltation ou l'abolition idiopathique de la faculté de sentir et de goûter est le produit de l'inflammation qui exalte quelquefois et abolit ordinairement les fonctions de ces sens; on ne remarque point d'irritation idiopathique nerveuse, à moins qu'on ne veuille donner ce nom à l'exaltation du sens de l'odorat qu'éprouvent certaines personnes très-irritables, ou à la diminution momentanée de sentir et de goûter, que l'abus des odeurs trop fortes ou des mets trop relevés détermine quelquefois.

Les névroses de ces sens sont le plus ordinairement symptomatiques, et consécutives à l'inflammation des voies digestives et de l'encéphale. Le goût et l'odorat sont exaltés dans certaines nuances de la gastrite chronique, lorsqu'elle développe l'hypocondrie, dans les irritations de la matrice qui produisent l'hystérie; la finesse de l'odorat est particulièrement augmentée au commencement des maladies du cerveau. La gastro-entérite, le typhus, détruisent souvent l'odorat et le goût pendant toute la durée de l'affection gastrique, mais ces sens n'éprouvent pas d'abolition complète et permanente, à moins que le cerveau ne soit très-gravement affecté.

IOPATHIQUES DU SYSTÊME NERVEUX LOCOMOTEUR.

## *Des Névralgies.*

On a donné le nom de névralgies aux irritations idiopathiques des troncs, des branches, des cordons nerveux cérébro-rachidiens qui se distribuent aux muscles de la vie de relation; lorsqu'on interroge les anciens, depuis Hippocrate, on ne trouve dans leurs écrits rien de satisfaisant sur l'irritation du systême nerveux locomoteur; ces affections sont confondues avec toutes celles qui produisent des douleurs vives, et elles sont dispersées dans les différentes classes que les nosologistes ont établies. C'est M. le professeur *Chaussier* qui, le premier, les décrivit, les rassembla, en fit un genre auquel il donna le nom générique de névralgies; M. *Pinel*, en leur conservant ce titre, les plaça dans sa nosographie au nombre des névroses de la locomotion.

Les nerfs, dans toutes les affections morbides qui leur sont étrangères, transmettent au cerveau la douleur des organes, mais ils ne la ressentent pas; lorsqu'ils sont irrités, ils souffrent par eux-mêmes, et deviennent alors organes souffrans et conducteurs. La névralgie paraît seulement différer du rhumatisme, de la goutte, des inflammations phlegmoneuses, muqueuses, etc. Sous le rapport du siége, du reste, les caractères de l'irritation et de l'inflammation y sont aussi bien prononcés que dans tout autre organe.

Les causes directes des névralgies sont en général peu connues; on a remarqué cependant que les nerfs superficiellement placés qui rampent sous la peau, sont plus sujets à contracter l'irritation morbide, quoique nous ne connaissions pas encore la névralgie de tous les nerfs sous-cutanés, tandis que le femoro-poplité placé profondément sous une couche abondante de parties molles, est de tous les nerfs celui dont l'irritation est la plus commune. La névralgie est néanmoins d'autant plus facile à produire, que les nerfs sont plus superficiels, parce qu'ils sont plus en butte, eu égard à leur position, à l'action des corps extérieurs. Ces affections nerveuses peuvent se développer à tous les âges de la vie; il en est cependant qui sont plus communes à des époques déterminées, telles sont la névralgie sous-orbitaire qu'on observe ordinairement dans l'âge viril, et la femoro-poplité dans la vieillesse. La prédisposition à ces maladies réside dans la constitution individuelle; les personnes douées d'un tempérament nerveux sont facilement atteintes de ces irritations morbides, lorsqu'elles s'exposent à l'action des causes occasionnelles. L'air froid et humide, froid et sec, l'habitation des maisons humides, mal aérées; le séjour de vêtemens mouillés sur le corps, la saison de l'hiver, les vicissitudes du froid et du chaud, la suppression brusque de la transpiration, déterminent chez quelques personnes une inflammation du tissu musculaire; chez d'autres, une irritation du tissu nerveux; la cause est toujours la même : le résultat est différent, suivant la prédisposition acquise ou innée.

En ne considérant plus les maladies comme des êtres dont l'essence est inconnue, la médecine est devenue une science soumise aux lois de la logique : on raisonne, on explique, on prouve, on sait comment une irritation quelconque se convertit en phlegmasie, en névrose, en hémorragie; la cause est toujours l'irritation qui développe des phénomènes différens, suivant la sensibilité, le mode d'action, l'organisation plus ou moins nerveuse, vasculaire, lymphatique des parties primitivement ou secondairement affectées; ainsi, la suppression d'un exanthème cutané, d'une hémorragie habituelle, etc., la transformation de ces états morbides en névralgie, toutes ces conversions d'une maladie dans une autre s'expliquent très-bien, suivant les lois de la physiologie pathologique.

La piqûre des filets nerveux dans la section de la peau, la présence d'un corps étranger, d'un tubercule placé sur le trajet des nerfs, les irritent, les enflamment et donnent également naissance aux symptômes morbides de la névralgie; d'autres fois, la maladie se développe sans cause bien appréciable, et elle se dissipe de même, ou bien après avoir résisté aux secours de l'art pendant des années, elle s'affaiblit, elle s'use pour ainsi dire, et disparaît sans avoir paralysé, atrophié les muscles qui reçoivent les nerfs malades. L'irritation primitive fixée sur un appareil nerveux, donne l'explication des phénomènes morbides d'une névralgie, mais elle ne rend pas compte de l'intermittence, de la périodicité, du retour des paroxismes; cette explication ne serait pas, au reste, plus facile à donner pour cette maladie, que pour toutes les autres phlegmasies intermittentes; l'observation attentive des nombreuses affections qui affligent l'espèce humaine, a seulement démontré que les douleurs aiguës présentaient toujours une intermittence d'activité, un relachement favorable, quoique d'ailleurs les symptômes morbides reparussent, par une sorte d'habitude, après un temps plus ou moins long. Si nos organes souffraient constamment d'une manière continue, sans relâche et sans repos, les viscères s'enflammeraient, et la désorganisation terminerait bientôt l'existence des malades.

M. *Chaussier* a caractérisé ces affections nerveuses, 1°. par la nature de la douleur qui, dans le commencement, est ordinairement faible, légère, éloignée, revient ensuite plus intense, avec pulsations, tiraillemens, élancemens; cette douleur peut-être rémittente, intermittente, revenir à des intervalles plus ou moins éloignés et périodiques; 2°. par le siége de la douleur, fixée constamment sur un tronc, une branche nerveuse qui, dans le paroxisme, s'élance avec la rapidité de l'éclair sur les divisions du nerf, ou affecte particulièrement quelques filamens, sans développer ordinairement de la chaleur, de la rougeur, du gonflement dans la partie malade.

L'invasion d'un accès de névralgie ne présente pas habituellement de préludes, quoiqu'elle puisse être précédée d'engourdissement, d'une sensation de fourmillement dans les muscles qui commencent à devenir le siége d'une érection vitale morbide : la douleur légère, ou subitement très-vive, fixée d'abord sur le tronc nerveux irrité, parcourt toutes les divisions du nerf avec la rapidité de l'étincelle électrique; elle est vive, lancinante, brûlante; elle occasionne des sensations de fourmillemens, de piqûres d'aiguilles, de picotemens; le membre qui paraît être fortement comprimé, semble être en même temps dilacéré en tous sens; cette douleur a donc des caractères qui lui sont propres et qui ne permettent pas de la confondre avec la souffrance des autres tissus phlogosés; elle est surtout remarquable par son excessive violence, et par les tourmens inouis dont elle devient cause. Après avoir persévéré pendant un certain laps de temps, elle s'apaise peu à peu ou cesse subitement, sans que les parties paraissent avoir été affectées; elle laisse néanmoins quelquefois un engourdissement qui se dissipe peu à peu; l'intervalle entre les paroxismes est en rapport avec la violence des douleurs; plus elles sont vives, plus elles tendent à se rapprocher sous l'influence de la moindre cause d'excitation.

Pendant la durée des accès, les malades éprouvent des mouvemens convulsifs, une agitation fibrillaire dans les muscles. En même temps, les veines se gonflent, les artères battent plus fortement et l'activité des organes secréteurs est vicieusement augmentée, suivant que le nerf irrité se distribue à des muscles, à des organes secréteurs. Après l'accès, les douleurs et le malaise se dissipent, et font place au calme et au repos. Mais quelques personnes ressentent encore dans les parties affectées de la roideur, des douleurs sourdes, profondes, des mouvemens convulsifs qui, suivant M. *Chaussier*, dégénèrent en tic ou habitude vicieuse; ces sensations morbides peuvent d'ailleurs rappeler facilement l'accès à la moindre excitation physique ou morale.

Un traitement sagement combiné, l'influence d'une saison propice, etc., tendent à affaiblir, à diminuer l'intensité de la névralgie, la longueur et la durée des accès, qui peuvent être d'ailleurs subitement enlevés par des révulsions naturelles, telles que l'apparition d'une éruption cutanée, d'une hémorragie abondante, de sueurs copieuses, etc. Mais la persévérance des douleurs produit un état d'autant plus alarmant, que les viscères, stimulés, s'enflamment, s'échauffent sans cesse au foyer de la névralgie; elle réagit sur l'appareil encéphalique et gastrique, d'où résultent la privation de sommeil, le dégoût de la vie, la perte d'appétit, la soif, l'amaigrissement, des douleurs gastriques, des vomissemens, des coliques, la constipation, etc. Pour parler le langage de la médecine physiologique, la sensibilité exaltée dans l'encéphale est réfléchie, au moyen du grand sympathique, sur les viscères, comme nous l'avons vu dans les prolégomènes physiologiques : ceux-ci, incessamment irrités et sur-irrités, s'enflamment, et alors se dessine une série de phénomènes morbides dépendans de la phlegmasie gastro-intestinale ; la fièvre s'allume ; la langue rougit ; l'appétit se perd ; l'inflammation marche vers la désorganisation ; les malades maigrissent rapidement et périssent dans la consomption ou dans l'hydropisie. C'est ainsi qu'il faut envisager les accidens qui compliquent les névralgies comme toutes les autres affections de l'extérieur du corps. Les douleurs, quelques vives qu'elles puissent être, donnent rarement la mort en épuisant les forces nerveuses ; tandis qu'elles agissent constamment sur les viscères, les irritent, les enflamment et les désorganisent. Ces vérités que la médecine physiologique a enseignées, ont été rendues dans cette pensée du premier élève de notre école, M. *Treille: On ne périt que par les viscères.* La persévérance de l'irritation locale produit aussi une désorganisation du nerf ; le membre alors s'adématie, s'atrophie et se paralyse.

On a cherché sur les cadavres les traces de l'altération locale qu'avait pu produire la névralgie, et les recherches à cet égard ont contribué à établir la véritable nature de cette maladie. *Cotugno* attribuait les accidens, la douleur, la paralysie, à l'hydropisie du nerf; mais il s'est basé, pour asseoir son opinion, sur une seule ouverture de cadavre. *Bichat*, M. *Chaussier*, ont observé que le nerf femoro-poplité était sensiblement accru dans la sciatique, avec développement des veines variqueuses; *Desault* et *Coopner* n'ont pas remarqué d'altération sensible dans le tissu nerveux, tandis que *Vandekeer*, *Cirillo*, *Siebold* ont trouvé les nerfs plus gros, plus moux, adématisés, atrophiés, ramollis, infiltrés, jaspés de taches rouges avec dilatation variqueuse de leurs vaisseaux. Les recherches de *Béclard* sur les altérations du tissu nerveux ont fait penser à cet auteur que l'infiltration dans les gaines des nerfs, leurs ulcérations, leur réduction en bouillie, en pus, leur transformation en substance cartilagineuse, osseuse, etc., ainsi que l'augmentation de volume des nerfs voisins, étaient le produit de leur inflammation. Grâce aux travaux de ce célèbre anatomiste, qui a confirmé sur cette matière l'opinion du professeur *Broussais*, la nature inflammatoire des névralgies est mise hors de doute.

Les irritations des nerfs cérébro-rachidiens

observées jusqu'à ce jour, ont été réunies pour la plupart dans la table synoptique de M. *Chaussier,* sur les différentes espèces de névralgie.

Première espèce. — *Névralgie frontale.* Elle a son siége à la branche orbito-frontale du nerf trifacial et principalement à ses ramifications frontales. La douleur commence souvent au trou sourcillier, se répand aux ramifications qui se distribuent au front, à la paupière supérieure, aux sourcils, à la caroncule lacrimale, à l'angle nasal des paupières, et quelquefois par les anastomoses des ramuscules nerveux, elle se propage à tout un côté de la face. La douleur est le plus ordinairement périodique, intermittente, revient régulièrement tous les jours, plus souvent le soir que le matin, et, après avoir duré trois ou quatre heures, elle cesse entièrement pour ne paraître que le lendemain (*Ch.*). Lorsque l'irritation est très-intense, l'œil est douloureux à la lumière; la paupière s'abaisse; les artères voisines battent avec force, les veines se gonflent, et des larmes âcres et brûlantes sont secrétées. D'autres fois la douleur se fait ressentir profondément dans l'orbite, ou à la surface de l'œil, sans qu'elle s'étende au front; dans les paroxismes, l'œil devient plus ou moins rouge; c'est *l'ophtalmodynia periodica* de Pleuck.

Toutes les névralgies frontales n'ont pas une marche aussi régulière : les accès sont plus courts, plus fréquens, et reviennent à des époques plus ou moins éloignées, avec redoublement le soir. Quelquefois l'irritation paraît se fixer particulièrement sur les filets nerveux de la région du nez, des sinus frontaux, et détermine la sécheresse des cavités nasales, et quelques symptomes de coriza; la douleur est quelquefois tout-à-fait irrégulière, dure quelques minutes, revient très-facilement et présente beaucoup d'anomalies dans son intensité, sa durée et son intermittence. Cette névralgie est assez fréquente, quoique d'ailleurs les causes qui lui donnent naissance soient peu connues; on l'observe particulièrement pendant les saisons froides et humides.

Deuxième espèce. — *Névralgie sous-orbitaire.* Elle a son siége à la branche sous-maxillaire du nerf trifacial, et elle s'étend de ce point à toutes les divisions de ce nerf. Ce fut *André* qui, le premier, la décrivit sous le nom de tic douloureux ; dans l'observation rapportée, *Maréchal* coupa le nerf à sa sortie du trou sous-orbitaire, et le cautérisa ensuite. Ce fut la première opération entreprise pour la guérison complète de la névralgie ; décrite ensuite par *Pujol Acker-*

*man*, sous les noms de *trismus dolorificus maxillaris, dolor faciei atrox et pertinax*, connue également sous d'autres dénominations, la névralgie sous-orbitaire est quelquefois précédée de phénomènes précurseurs, ou bien la douleur se développe de suite avec une violence extrême : elle part du trou sous-orbitaire, et s'élance sur les apophyses zygomatiques, sur la joue, s'étend à la lèvre supérieure, à l'aile du nez, à la paupière inférieure, à l'angle nasal des paupières, où, se dirigeant profondément, elle remonte vers le tronc du nerf et parvient aux dents, aux sinus maxillaires, au palais, à la luette, à la base de la langue ; souvent elle s'étend à tout un côté de la face. Pendant les paroxismes, qui ne sont pas ordinairement réguliers, les muscles de ces parties sont agités de mouvemens convulsifs, le malade craint de parler, d'ouvrir la bouche ; car le moindre mouvement rappelle ou excite la douleur ; l'œil est souvent rouge, injecté ; les artères battent avec force ; les larmes coulent ; les veines se gonflent ; il se développe aussi quelquefois une éruption qui s'étend de la paupière inférieure sur la face ; nous avons observé des épanchemens de sang dans les conjonctives et des éruptions de boutons très-enflammés au-dessous de l'œil, jusqu'à la bouche, à la suite de violens accès de cette névralgie. La douleur est toujours excessivement vive, souvent intolérable; les malades se plaignent de ressentir de violentes commotions, d'éprouver superficiellement ou profondément l'action d'un instrument déchirant, ou d'un feu dévorant. Pendant la violence des paroxismes, qui durent quelquefois une journée entière, la fièvre s'allume; après l'accès, toute la partie de la face où siége l'affection est engourdie, les mouvemens musculaires sont difficiles, la peau est sensible au toucher; les accès sont d'ailleurs rappelés avec une extrême facilité, à l'occasion du moindre choc à la face, d'un bâillement, de la mastication, d'une affection morale, d'une contrariété un peu vive, etc. Cette maladie se dissipe lentement sous l'influence d'un traitement perturbateur, ou, tout-à-coup, par les seules forces de la nature; la disparition est précédée dans quelques circonstances de phénomènes critiques, tels que d'un écoulement considérable de larmes, de mucus nasal, d'un abondant épistaxis.

Troisième espèce. *Névralgie maxillaire.* Cette névralgie, plus rare que les précédentes, est presque toujours irrégulière et atypique (*Ch.*). La douleur a son siége à la branche maxillaire du nerf trifacial; elle suit les divisions de ce nerf et s'étend au menton, aux lèvres; elle remonte dans le canal maxillaire et parcourt les rameaux que cette branche fournit à la tempe, aux dents, aux alvéoles, sous le menton, au côté de la langue. Pendant les paroxismes, les muscles de la partie inférieure de la face, des lèvres, entrent en convulsion; la douleur est extrêmement vive dans l'os de la mâchoire, le nerf facial paraît souvent être irrité sympathiquement, car les douleurs s'étendent jusque sur le col et l'oreille; elles sont quelquefois tellement aiguës, que les malades tombent en convulsions.

L'odontalgie, le rhumatisme des muscles de la face, pourraient être confondus, en quelques cas difficiles, avec les névralgies antécédentes, mais la nature de la douleur qui présente des rémissions complètes dans les irritations nerveuses, qui s'élance d'un point déterminé, et parcourt les divisions des nerfs, et puis l'absence ordinaire des phlegmasies locales qu'on observe habituellement dans les cas d'odontalgie, ainsi que la douleur fixée à une ou plusieurs dents, sans rémission bien apparente, et dont la violence est beaucoup moins forte que dans les névralgies; les abcès des gencives, les irritations extérieures, les fluxions des joues, la rougeur, la tension de la peau, doivent servir à établir un diagnostic positif. Quant au rhumatisme, les circonstances antécédentes, la différence des douleurs vives, aiguës, poignantes et rémittentes de la névralgie, ainsi que l'exaspération des phénomènes inflammatoires pendant la nuit, seront ordinairement suffisans pour distinguer ces affections l'une de l'autre; la méprise n'entraînerait pas, au reste, de danger pour le malade, attendu que le rhumatisme exige des moyens thérapeutiques à peu près analogues à ceux de la névralgie. Cependant il est des cas difficiles dans lesquels le médecin doit être incertain et embarrassé, mais la prudence l'oblige à attendre et à observer attentivement, avant de mettre en usage des moyens inutiles ou dangereux. Il y aurait ineptie et barbarie à mutiler les malades par des opérations douloureuses, lorsqu'on n'est pas assuré du siége et de la nature de l'affection morbide.

Quatrième espèce. Névralgie *ilio-scrotale.* MM. *Chaussier, Richerand* et *Delpech* ont observé cette névralgie : le siége de la douleur est aux rameaux de la première paire lombaire qui descendent sur les muscles psoas et iliaque, accompagnent le cordon testiculaire et se ramifient dans le scrotum. Dans le cas rapporté par

M. *Delpech*, la douleur se manifestait particulièrement à la partie postérieure et supérieure de la grande lèvre droite; d'après les deux observations de M. *Chaussier*, la douleur était fort vive, revenait tous les jours avec rétraction du testicule, resserrement du scrotum, sans altération dè la secrétion urinaire.

Cinquième espèce. Névralgie *fémoro-poplité* (sciatique), *ischias nervosa postica* (cotugno). Elle a son siége au nerf fémoro-poplité; le plus ordinairement la douleur part de l'échancrure ischiatique, où se trouve le tronc du nerf, et de là se répand, en suivant ses ramifications, à la face poplitée de la cuisse, se propage sur le bord péronier de la jambe; mais, d'autres fois, elle semble partir du pied pour remonter vers la cuisse. Dans le commencement, la douleur est souvent continue, ou n'a que des rémissions courtes; mais, par la suite, elle devient intermittente, irrégulière, se renouvelle surtout le soir et la nuit (*Ch.*).

Cette névralgie, la plus commune dè toutes, affecte ordinairement les vieillards, et particulièrement ceux qui jouissent d'une sensibilité nerveuse considérable; elle se développe pendant les saisons humides et froides, se dissipe quelquefois pendant l'été et revient l'hiver;

l'habitation dans des lieux bas et humides étant une des causes les plus ordinaires du développement de cette affection, tous les individus qui, par état, ont les extrémités inférieures plongées dans l'eau; les marins, les pêcheurs et surtout les ouvriers employés au flottage des trains de bois et au déchirage des bateaux, y sont très-sujets. Le refroidissement, lorsqu'on est en sueur; l'impression d'un air froid pendant le sommeil, développent facilement cette névralgie, comme on l'a observé chez les militaires, principalement dans les dernières guerres; on l'a vu souvent dans des circonstances analogues alterner avec les douleurs rhumatismales, ou affecter en même temps un des membres; en effet l'action continuée du froid, la nuit au bivouac, est certainement la cause la plus puissante de l'irritation inflammatoire des tissus nerveux et musculaires. Pendant les paroxismes, les organes gastriques s'irritent, la langue devient sale, pâteuse; le malade perd l'appétit, etc.; ces symptômes consécutifs persévèrent encore après l'accès, lorsqu'il a été violent, et les douleurs reparaissent facilement le soir ou la nuit; le plus léger froid, la chaleur du lit, une affection morale, suffisent pour les rappeler. Lorsque l'art n'a pu triompher de cette maladie, l'intensité des paroxismes diminue, et la névralgie passe, pour ainsi dire, à un état chronique; les rémissions sont courtes; la cuisse et la jambe maigrissent et s'atrophient; la marche est pénible, et le poids du corps est supporté difficilement sur l'extrémité douloureuse. Les organes gastriques incessamment irrités, rendent les digestions difficiles et laborieuses. Cette névralgie se convertit quelquefois en phlegmasie musculaire ou cutanée; elle se déplace plus rarement, et dans ce cas, elle se porte de préférence sur le nerf fémoro-prétibial. Un vieillard de quatre-vingts ans, chevalier de Saint-Louis, était affecté, depuis six années, d'une irritation du nerf fémoropoplité de la cuisse droite; les souffrances, d'abord fort vives, s'étaient affaiblies, mais, dans l'intervalle des paroxismes, il éprouvait des douleurs sourdes, profondes, qui rendaient la marche pénible; ces douleurs, fixées sur le nerf à sa sortie de l'échancrure ischiatique, s'étendaient à toute la partie postérieure de la cuisse, et cessaient entièrement à l'endroit où le nerf se contourne au-dessus de la tête de l'os péroné. Le traitement anti-phlogistique et révulsif avait été mis inutilement en usage, la maladie persistait, lorsque tout-à-coup, sans cause appréciable, et après six ans de durée, les douleurs se calmèrent dans la partie postérieure de la cuisse, et se firent ressentir aussitôt dans l'aine droite, à la partie antérieure du membre, jusqu'à la rotule. Le traitement de cette nouvelle névralgie n'eut aucun succès, et nous perdîmes tout espoir de guérison, lorsque le malade, après s'être exposé à l'action du froid humide, éprouva, en peu de jours, un gonflement énorme de la cuisse et de la jambe opposées; la peau était tendue, rouge, luisante; le tissu cellulaire sous-cutané engorgé, et le malade se plaignait d'une sensation de brûlure, etc.; du reste, la névralgie de la cuisse droite avait totalement disparu. M. *Treille*, appelé en consultation, conseilla l'application des sangsues en grand nombre, et à diverses reprises, sur le trajet des vaisseaux; nous fîmes faire des fomentations émollientes, et nous prescrivîmes le traitement général des maladies aiguës; l'inflammation érésypelato-phlegmoneuse se dissipa, mais la névralgie fémoro-poplitée reparut aussitôt après; ce respectable vieillard en souffrit jusqu'à la fin de sa vie, que termina une apoplexie dont l'opération de la hernie inguinale étranglée fut cause occasionnelle.

Un rhumatisme fixé sur la cuisse peut simuler la névralgie, d'autant plus facilement que le rhumatisme lui-même se complique quelquefois de névralgie. Mais celle-ci est accompagnée de douleurs vives, violentes, intermittentes, qui suivent les divisions du nerf et que la pression augmente dans leur trajet; l'inflammation des muscles développe du gonflement, souvent de la rougeur, de la chaleur sans exacerbations marquées; la douleur occupe toute l'épaisseur du membre, et ne parcourt pas avec la rapidité de l'éclair les divisions des nerfs locomoteurs. La goutte et les luxations spontanées du fémur pourraient faire croire, dans quelques cas difficiles, à l'existence d'une névralgie, si un examen plus attentif ne suffisait pas toujours pour éclairer le praticien sur la nature et le genre de l'affection pathologique.

Sixième espèce. — *Névralgie fémoro prétibiale.* La douleur est perçue dans l'aine, et se porte sur les parties antérieures et internes de la cuisse, jusqu'à la rotule, et descend le long de la partie interne de la jambe, jusqu'à la face susplantaire du pied, en suivant les divisions de la branche tibio-cutanée. Cette névralgie est moins commune que la précédente; elle cède plus facilement aux moyens curatifs.

Septième espèce. — *Névralgie plantaire.* Elle est fort rare. M. *Chaussier* l'a observée une fois sur une personne de cinquante ans : la douleur était bornée aux nerfs de la plante des pieds; elle était irrégulière, atypique, et revenait par accès plus violens le soir et la nuit; après avoir duré plusieurs mois, elle cessa tout-à-coup, et la malade fut attaquée d'une névralgie sous-orbitaire, qui désorganisa les dents au point qu'elles devinrent pulvérulentes et tombèrent en éclats. La névralgie de la face se dissipa ensuite, mais celle du pied reparut. M. *Chaussier* diminua l'intensité de la douleur en prescrivant les bains et la diète lactée.

Huitième espèce. — *Névralgie cubito-digitale.* Cette névralgie est la seule qu'on ait observée au bras; la douleur s'étend de l'espace qui existe entre l'épitrochlée et l'olécrane, où passe le nerf, à la partie antérieure et interne de l'avant-bras, en suivant ses divisions. Elle se fait ressentir au bord cubital de la main.

Neuvième espèce. — *Névralgies anomales.* M. *Chaussier* comprend sous cette dénomination toutes les douleurs qui se développent à la suite d'une piqûre, d'une blessure d'un filet nerveux; comme on l'a observé nombre de fois après une saignée du bras, du pied, de la veine jugulaire; celles qui proviennent de la présence d'un tubercule, d'un ganglion situé dans l'épaisseur de la peau, d'un corps étranger introduit fortuitement, lorsqu'ils compriment ou blessent un nerf; enfin M. *Chaussier* regarde comme névralgies anomales toutes les douleurs qui se développent sans inflammation, sans fièvre, à la suite des coups, des chutes, des contusions sur la tête ou d'autres parties du corps, lorsque, indépendamment de l'empâtement, des taches rouges, livides, ils occasionnent des douleurs sourdes que la pression augmente, des céphalées, des vertiges, des spasmes et des convulsions.

Il doit y avoir autant de névralgies qu'il y a de nerfs, mais on ne les a pas observées toutes encore. *Siebold* a vu une névralgie *intercostale* chez une fille : la douleur vive, irrégulière, qui persista pendant toute sa vie, suivait le trajet du nerf entre la huitième et la neuvième côte. Après la mort, on trouva le nerf rougeâtre et atrophié. MM. *Fouquier* et *Nicod* ont signalé, depuis quelques années, d'autres névralgies thoraciques ; M. *Coussays* a publié l'observation d'une névralgie *lombaire*. La douleur opiniâtre et irrégulière s'étendait de la première paire lombaire du côté gauche, à la crête de l'os des isles. Les accès se compliquaient d'irritation gastro-intestinale. M. *Barras* a également observé une névralgie spermatique ; la partie inférieure du cordon spermatique, l'épididyme gauche étaient le siége de douleurs violentes, qui augmentèrent au point d'enflammer le testicule. Dans les paroxismes, elles s'étendaient à la fesse, à la cuisse, à la jambe, à la vessie et à l'urètre ; elles occasionnaient des envies fréquentes d'uriner, produisaient l'insomnie et la perte d'appétit. Ces deux dernières névralgies paraissent être seulement des variétés de la névralgie ilio-scrotale du professeur *Chaussier*.

Les névralgies sont en général très-difficiles à guérir, surtout lorsqu'elles sont anciennes. Celles qui attaquent les nerfs de la face et des extrémités supérieures sont moins rebelles à l'action des agens thérapeutiques que les névralgies des extrémités inférieures. La fémoro poplitée, par exemple, est d'une extrême opiniâtreté : elle occasionne, lorsqu'elle persiste, une paralysie incomplète des muscles de la cuisse, l'atrophie des membres et la claudication. Elles sont rarement mortelles, à moins qu'elles ne provoquent des inflammations et des désorganisations dans les viscères ; quand elles se compliquent avec le rhumatisme et la goutte, le cas est beaucoup plus grave, et la maladie est tout-à-fait incurable. Il en est de même des vieilles névralgies mal traitées, ou négligées. Le traitement a été pendant long-temps plus empirique que rationnel. On a proposé des milliers de recettes particulières qui produisaient peu d'effet et augmentaient parfois la maladie, en irritant violemment les organes de la digestion, car la plupart des spécifiques vantés par l'ignorance et la crédulité sont des excitans énergiques du système gastrique. Les médicamens qui semblent être le plus en harmonie avec la nature de l'affection pathologique, sont les anti-phlogistiques : ceux-ci doivent toujours précéder l'emploi des révulsifs et des autres modificateurs. On conseille la saignée générale lorsque le sujet est jeune, fort, pléthorique ; les saignées locales pratiquées sur la trajet des nerfs ; on a généralement peu de confiance dans ce dernier moyen ; mais si on a échoué, le manque de succès provenait souvent de ce que la saignée locale n'ayant pas été assez copieuse, on se hâtait de recourir trop tôt à la révulsion. Les saignées locales, pour être suivies d'heureux résultats, doivent être abondantes et souvent répétées, d'après l'âge, la force du sujet, d'après l'ancienneté et l'intensité de la névralgie ; on doit favoriser l'écoulement du sang au moyen des fomentations chaudes, et seconder l'effet de la débilitation partielle, à l'aide d'un régime doux, léger, composé de lait, de légumes, de fécules, de boissons émollientes, etc. On conseille également l'application des ventouses scarifiées sur le trajet des nerfs, les topiques émolliens opiacés, les cataplasmes avec la belladone, la morelle, avec la graine de lin, fortement arrosés de laudanum liquide de *Sydenham*. Les bains de vapeurs humides, les bains tièdes, réussissent assez souvent dans les névralgies récentes. Le traitement anti-phlogistique calme les douleurs, mais ne suffit pas toujours pour les enlever; c'est alors qu'il faut avoir recours aux révulsifs extérieurs, tels que frictions, vésicatoires, moxas, exutoires; les frictions stimulantes avec la teinture de cantharides, l'ammoniaque ou les liquides alcooliques ont produit de bons effets; les vésicatoires appliqués sur le trajet du nerf ont quelquefois réveillé les douleurs, parce que le malade n'avait pas été préalablement préparé à la révulsion, et qu'on n'avait pas opéré un dégorgement assez abondant des capillaires. On peut toutefois remédier à l'état d'irritation que développent les vésicatoires, en faisant appliquer de nouvelles sangsues sur les parties malades. De petits abcès phlegmoneux formés naturellement aux environs des parties affectées ont enlevé des névralgies ; les médecins témoins de ces succès ont imité la nature en plaçant des exutoires le plus près possible des nerfs irrités. Les cautères sont les plus commodes et les moins douloureux ; on a également employé, dans le même dessein, la pommade stibiée en frictions ; mais il faut que cette pommade soit forte en tartre stibié et composée de parties égales d'axonge et de surtartrate antimonié de potasse ; les frictions doivent être faites trois fois par jour, jusqu'à ce que l'éruption des boutons soit complète. Le révulsif le plus énergique, celui dont on a tiré de grands avantages, est le moxa. Des faits bien prouvés attestent la puissance de ce moyen. On brûle plusieurs cylindres de coton, ou mieux encore les moxas japonais que M. *Sarlandière* a mis en vogue, sur le trajet des nerfs douloureux ; on doit entretenir la suppuration et brûler d'autres moxas jusqu'à ce que les douleurs s'apaisent. Les révulsifs extérieurs sont donc des moyens utiles et précieux dans le traitement des névralgies, quoique leurs succès soient d'ailleurs subordonnés au degré et à l'ancienneté de la maladie.

Quant au traitement intérieur, il doit être anti-phlogistique dans les névralgies récentes ; les boissons adoucissantes, le lait coupé, les infusions chaudes émollientes, etc., sont les meilleurs anti-spasmodiques; pendant les paroxismes, les préparations opiacées ont un avantage réel : elles diminuent la sensibilité, émoussent la vivacité des douleurs. Ce sont, au reste, des palliatifs qui ne peuvent rien sur le siége du mal. Les pilules composées de parties égales d'oxide de zinc, d'extrait de jusquiame noire, de racine de valériane sauvage, ont été employées par M. *Méglin* dans un assez grand nombre de névralgies, à très-haute dose. Ces pilules ont le grave inconvénient d'irriter les organes gastriques : elles ne présentent, suivant nous, d'autres avantages que de stupéfier le système nerveux. Elles doivent donc être prises avec discrétion comme tous les autres médicamens opiacés. Le musc, l'assa fœtida, le castoreum, l'éther, les gouttes anodines d'Hoffmann et les anti-spasmodiques en général produisent peu d'effets. Les purgatifs et les stimulans, administrés à l'intérieur, sont dangereux, parce qu'ils enlèvent rarement l'irritation des nerfs, et qu'ils enflamment toujours le canal intestinal. L'huile essentielle de térébenthine mérite cependant une distinction : M. *Récamier* en a tiré des avantages réels, quoique d'autres médecins n'en aient obtenu aucun succès. L'état des voies gastriques doit, au reste, servir de guide pour l'emploi de ce médicament. Dans les névralgies, comme dans toutes les autres affections de l'extérieur du corps, loin d'employer les stimulans à l'intérieur, lorsque le canal intestinal est irrité, on doit combattre cette irritation consécutive, au moyen des adoucissans et des émolliens; le temps guérira la névralgie, le temps ne guérira pas les irritations viscérales sans cesse exaspérées, ni les désorganisations qui en sont la suite. On doit donc s'empresser à détruire les congestions viscérales, en faisant appliquer des sangsues sur les organes secondairement malades, en prescrivant un traitement anti-phlogistique général, et un régime très-doux : le traitement de la maladie principale deviendra plus facile, et on n'aura pas à craindre des complications souvent mortelles. On a proposé, pour remédier aux névralgies rebelles à l'action des moyens rationnels, et dont les accès se renouvellent sans cesse, le quinquina, le camphre, l'antimoine, l'arnica, l'ammoniaque, les préparations mercurielles, l'huile de dippel, l'acide hydrocyanique, les eaux minérales chaudes, salines, sulfureuses, employés à l'intérieur et à l'extérieur, etc. : tous ces médicamens sont dangereux, et s'ils ont produit quelquefois d'heureux résultats, c'est en exaltant l'action des dépurateurs, en excitant des sueurs, des secrétions ou d'abondantes évacuations. La résistance des névralgies à la puissance des moyens thérapeutiques a sans doute donné naissance à l'opération à l'aide de laquelle on guérit la maladie, en détruisant l'organe au moyen du fer ou du feu. *Maréchal* fut le premier chirurgien qui tenta l'opération de la névrotomie sur le nerf sous-orbitaire. Depuis cette époque, beaucoup d'autres médecins ont pratiqué la section du même nerf, et n'ont pas obtenu le succès qu'ils en espéraient. Cette opération est assez généralement abandonnée maintenant, parce que, indépendamment des accidens qui sont survenus lorsque le nerf n'a pas été compris dans la section, les douleurs reparurent et se renouvelèrent souvent avec autant de violence qu'avant l'opération.

# DEUXIÈME PARTIE.

*Des Maladies de l'Encéphale considérées par les auteurs comme névroses ; rapportées à l'Irritation vasculo-nerveuse et inflammatoire du Cerveau et de la Moelle épinière.*

Les maladies désignées sous le nom de névroses des fonctions cérébrales, attribuées à la nervosité et à une modification inappréciable de l'encéphale, sont toutes, sans exception, le produit de l'irritation inflammatoire du cerveau ; cette irritation détermine, chez les uns, l'épilepsie, la catalepsie, la chorée ; chez d'autres, la folie, la manie ; ces différences dans l'action d'une cause toujours identique, l'irritation pathologique, semblent dépendre du degré de cette irritation, de l'idiosyncrasie individuelle, et peut-être de la partie du cerveau qui est affectée ; les diverses nuances de l'érection vitale morbide de l'encéphale produisent, lorsqu'elles persévèrent, un dérangement plus ou moins complet des facultés intellectuelles, des convulsions, et l'apoplexie. Ces désordres se manifestent quelquefois à la suite des inflammations cérébrales aiguës dont la terminaison n'a pas été franche ; ils surviennent également par cause morale, ou bien encore ils sont précédés de l'irritation primitive des voies digestives, de la matrice ; l'irritation cérébrale prolongée développe des douleurs gravatives, lancinantes, pulsatives, des éblouissemens, des étourdissemens, des vertiges ; elle s'accompagne de lésions musculaires, de mouvemens convulsifs ; l'activité des fonctions des sens est en même temps diminuée ou augmentée, suivant la modification particulière qu'éprouve leur système nerveux ; lorsque l'affection est mal traitée ou négligée, les malades s'aperçoivent qu'ils ont de la peine à gouverner leurs muscles, parce que la direction des mouvemens musculaires exige, de la part du cerveau, une attention qui n'est pas habituelle ; ils parlent avec difficulté, ils bégayent, ce qui tient à l'engorgement du cerveau, comme on le remarque dans le premier degré de l'ivresse, puis ils sont agités de mouvemens convulsifs dans les muscles qui correspondent à la partie malade de l'encéphale. Les facultés intellectuelles résistent encore, et les hommes les mieux organisés délirent moins promptement que les autres ; néanmoins, les fonctions cérébrales s'altèrent, la mémoire devient infidèle, elle se perd bientôt, et la confusion des idées imprime à la physionomie un air d'étonnement, de stupeur ou d'imbécillité ; on remarque en même temps une diminution d'activité dans les fonctions de relation, avec prédominence du sommeil sur l'état de veille. Lorsque l'irritation cérébrale persévère, il survient soit une folie, soit une hémiplégie, ou bien l'épilepsie, la catalepsie, un état soporeux fébril ; enfin, les malades périssent dans une aliénation mentale complète, ou sont frappés d'apoplexie.

D'après ce qui précède, les irritations cérébrales qui se prolongent, aboutissent toutes à l'inflammation et à l'hémorragie lorsque l'irritation est idiopathique dans le cerveau; celles qui proviennent de l'inflammation des voies digestives ou d'un autre viscère, n'atteignent pas toujours la désorganisation, attendu que la mort peut survenir avant l'entier développement des désordres locaux de l'encéphale; mais, dans ces deux circonstances, le cerveau tend toujours à s'enflammer et à se désorganiser.

Les ouvertures des cadavres présentent divers genres d'altérations organiques qui dépendent de la durée, de l'intensité de l'irritation morbide ; lorsque les malades périssent dans le commencement de la maladie, le cerveau n'offre qu'un simple engorgement, de l'injection, sans dérangement d'organisation. Les irritations de l'encéphale ont-elles persévéré pendant un certain temps? on trouve les divers modes d'altération et désorganisation dont le cerveau est susceptible. Toutes ces irritations, lorsqu'elles ne sont pas arrivées à la suppuration, au ramollissement, etc., sont curables et se dissipent quelquefois à l'aide d'un traitement anti-phlogistique et révulsif. Mais si les secours de l'art ne peuvent pas arrêter les progrès de ces affections, les malades succombent et les cadavres présentent des désordres qui ne peuvent être ralliés qu'à un état inflammatoire du cerveau; ainsi donc, l'action des causes, l'influence du traitement et les ouvertures des cadavres servent tout à la fois à prouver que l'encéphale n'est pas seulement affecté *nerveusement*, mais que la mort a été le résultat nécessaire d'une irritation prolongée, de l'inflammation, et de la désorganisation.

## *De la Céphalalgie et de l'Hémicranie.*

Ces affections sont deux symptômes d'une irritation légère du cerveau et de ses membranes, dont les causes sont idiopathiques ou sympathiques. L'action d'une vive lumière, le bruit, les accès de colère, les travaux intellectuels prolongés, les coups, les chutes sur la tête, etc., agissent directement sur le cerveau; la gastrite, la gastro-entérite, déterminent sympathiquement dans l'encéphale des érections vitales morbides, des douleurs générales ou partielles, dont l'intensité est en rapport avec la violence de l'irritation primitive.

Les malades éprouvent un sentiment de malaise à l'épigastre, une douleur plus ou moins vive, une pesanteur plus ou moins considérable dans toute la tête ou vers les parties latérales, au front, à l'occiput, aux tempes; ils se plaignent d'élancemens douloureux derrière les orbites ou dans une partie quelconque du cerveau; la face est en même temps rouge, injectée, couverte de sueur; les artères temporales battent avec violence; d'autres fois, la face est pâle, les traits sont affaissés, les yeux sont mornes, entourés d'un cercle bleuâtre; nous avons vu chez deux jeunes gens affectés d'hémicranie périodique par irritation gastrique, la pupille correspondant au côté du crâne affecté, présenter une dilatation beaucoup plus considérable que celle du côté opposé. Le pouls est ordinairement vif, petit, concentré, la peau chaude, halitueuse; il y a perte d'appétit, la langue est rouge à la pointe, sale au centre, et on observe souvent au début des vomissemens. Pendant le cours de ces céphalalgies, les malades sont irritables, susceptibles ; ils peuvent être frappés d'apoplexie, devenir maniaques, périr dans la langueur et le marasme, lorsque ces irritations se prolongent dans la chronicité. Ces symptômes de l'irritation du cerveau sont quelquefois périodiques; et l'hémicranie revient ordinairement par accès ; il est assez commun d'observer dans le monde des personnes irritables qui sont affectées habituellement de cette irritation, qu'ils connaissent sous le nom de *migraine*. La moindre émotion, un excès d'alimentation, l'ingestion de liqueurs alcooliques, la provoquent et la rappellent ; elle se calme ordinairement en peu de temps, sous l'influence de la diète et du repos.

Lorsque la céphalalgie et l'hémicranie sont accidentelles, le repos, la diète et le sommeil dissipent facilement ces irritations ; mais quand elles reviennent périodiquement, les palliatifs ne peuvent pas suffire pour dissiper ces affections légères, qui pourraient devenir beaucoup plus graves et même compromettre la vie des malades. Avant d'établir un traitement rationnel, il faut d'abord connaître l'organe qui est le siége de l'irritation, afin de pouvoir agir sur l'encéphale ou sur tout autre viscère. Lorsque ces affections sont le résultat sympathique d'une irritation gastrique, la diète, les sangsues à l'épigastre, les boissons acidulées ou émollientes, les bains de pieds, sont indiqués; si la suppression des règles, d'une hémorragie habituelle, ont précédé l'apparition des symptômes morbides, le rétablissement de ces écoulemens par les saignées et les excitans révulsifs sont les meilleurs remèdes; mais quand l'irritation est primitive dans l'encéphale et que le malade est en même temps pléthorique, on conseille la saignée, et de plus, les applications de sangsues au col, derrière les oreilles, sur les tempes, les affusions froides sur la tête, et les bains de pieds fortement sinapisés; on a recommandé après l'usage des anti-phlogistiques, dans le cas où ils ne produisent pas une amélioration dans les symptômes, les révulsifs, et particulièrement le vésicatoire à la nuque, derrière les oreilles, à la tempe; on a également proposé les cautères, les moxas et les sétons contre la céphalalgie chronique, ainsi que les vomitifs et les purgatifs, lorsque les viscères digestifs sont en bon état. Mais en combattant ces légères irritations de l'encéphale à leur début, à l'aide d'un traitement rationnel, sans attendre qu'elles aient fait des progrès, la saignée et les sangsues suffisent pour détruire la congestion et pour rétablir l'équilibre; si l'on persiste à ne pas reconnaître le caractère inflammatoire de ces affections, à les considérer comme de simples névroses et à les traiter par des anti-spasmodiques, c'est-à-dire des excitans, on expose les malades aux accidens formidables qu'entraîne à sa suite l'irritation chronique du cerveau.

## *Des Convulsions.*

Lorsque les médecins seront convenus de considérer dans les maladies l'organe souffrant, on n'admettra plus des convulsions primitives ou essentielles, et on ne s'efforcera plus à les distinguer des maladies convulsives. Comme elles dépendent toutes des irritations organiques, elles seront disséminées autour des affections qui leur donnent naissance; alors ce ne seront plus des maladies, mais des symptômes dont la force, l'intensité et la violence pourront faire apprécier le degré d'irritation de l'organe qui les provoque.

Les convulsions se manifestent toutes les fois que le cerveau est irrité ou enflammé primitivement dans sa substance ou dans ses membranes; elles se développent également par sympathie, lorsqu'un point sensible de l'économie irrité, enflammé, réagit assez fortement sur l'encéphale pour l'ébranler et exciter des contractions et des relâchemans alternatifs dans les muscles, sans la participation de la volonté; le cerveau joue donc le principal rôle dans la production des phénomènes spasmodiques; mais en est-il toujours la cause, et ces phénomènes ne pourraient-ils pas avoir lieu sans l'intervention de l'encéphale et de la moelle épinière, simplement par l'action des nerfs ganglionnaires et cérébro-rachidiens, et même sans l'intervention de l'influence nerveuse? Les nerfs ganglionnaires déversent sur le cerveau l'irritation que leur communique l'érection vitale morbide des viscères: cette irritation secondaire de l'encéphale détermine des mouvemens convulsifs dans le système musculaire de relation; mais si l'érection morbide viscérale persévère, le cerveau s'enflamme lui-même, et la violence des convulsions augmente. Dans le premier cas, elles provenaient de l'action des viscères sur l'encéphale; dans le second, c'est le cerveau enflammé qui les développe. Nous pensons donc que les nerfs ganglionnaires ne peuvent exciter des des mouvemens spasmodiques qu'avec le concours du centre de perception : ces mouvemens tumultueux ont également lieu sans inflammation, puisque les sens internes et l'encéphale acquièrent quelquefois une irritabilité telle, que les plus légères stimulations perçues déterminent des sensations et des mouvemens extraordinaires, comme on le remarque chez les névropathiques, dont les organes ne sont point encore enflammés. Quant à l'influence nerveuse, elle est indispensable à l'explication des phénomènes ; car, en supposant que le cerveau ne soit pour rien dans certaines convulsions très-bornées, comment pouvoir s'en faire une juste idée, si on n'admet point une modification locale de la matière nerveuse ? Quelques muscles, il est vrai, se convulsent facilement chez les personnes névro-pathiques, quoique le cerveau n'ait point été averti par la douleur et qu'il paraisse ne prendre aucune part à ce désordre partiel, mais il doit y avoir nécessairement un stimulant direct dont l'action se borne dans ce cas à augmenter et dénaturer la contractilité de ces muscles, et la sensibilité des nerfs qui les animent. Quoi qu'il en puisse être, il est bien reconnu maintenant que, dans l'immense majorité des cas, l'irritation primitive ou secondaire du cerveau et de ses membranes est la cause évidente des mouvemens convulsifs, sans qu'on puisse prouver positivement l'intervention du centre sensitif dans quelques contractions locales qui se manifestent, quoique les parties ne soient point douloureuses et que l'encéphale n'ait reçu aucune impression.

Les convulsions, à l'exception d'un très-petit nombre de cas, sont le résultat 1°. d'une irritation idiopathique ou d'une affection inflammatoire du cerveau; 2°. d'une modification vicieuse de l'irritabilité de cet organe; 3°. de l'irritation des sens, des appareils extérieurs, ou des viscères, assez intense pour réagir sur l'encéphale. Ces distinctions sont utiles pour le traitement, puisque, dans le premier cas, les moyens thérapeutiques doivent être dirigés contre l'encéphale, et dans le second, contre les organes et les viscères souffrans. La violence des convulsions, leur intermittence, leur durée, dépendent donc essentiellement de l'état d'irritation aiguë ou chronique des organes, de leur sensibilité, et du rôle plus ou moins actif qu'ils jouent dans l'économie.

Les partisans du systême de *Brown* rallient les convulsions à la débilité, parce qu'il est d'observation qu'elles se manifestent ordinairement chez les personnes débiles et affaiblies ; ils croient que toute l'économie animale est plongée dans l'asthénie, dès qu'ils remarquent de la faiblesse. Cette erreur provient de ce que n'ayant point étudié les phénomènes de l'irritation morbide, ils ne peuvent pas distinguer l'asthénie générale, que la soustraction subite des excitans de la vie détermine, de l'asthénie relative, que l'irritation des viscères produit toujours dans les muscles et en général dans la vie de relation. Ces médecins, pour montrer les rapports qui existent, suivant eux, entre la débilité et les convulsions, se sont basés sur les phénomènes extraordinaires qui se manifestent lorsqu'on soustrait à l'économie, en quantité notable, des matériaux nutritifs tout élaborés, et ils se sont étayés des phénomènes de débilité et de convulsion qui accompagnent une soustraction considérable de sang. Mais ils n'ont pas vu qu'une cause débilitante, telle que la privation du sang, pouvait devenir une cause puissante d'irritation ou de névrose. Ils n'ont pas aperçu cette loi de l'économie que M. *Broussais* a développée, en vertu de laquelle les grands viscères empruntent constamment, pour l'entretien des fonctions et de la vie, l'action vitale et les fluides aux autres parties dont les fonctions sont moins importantes, aussitôt qu'ils en sont privés accidentellement. N'ayant point appliqué ces principes à l'explication des mouvemens convulsifs qui accompagnent les hémorragies traumatiques, ils n'ont vu que débilité là où l'encéphale et les viscères abdominaux et thoraciques, privés subitement des liquides dont ils ont sans cesse besoin pour le soutien de l'activité vitale, sont dans un état douloureux, réagissent sur l'économie, font un appel au sang qui parcourt les petits vaisseaux, de manière que ce liquide leur arrive, non plus avec cette régularité qu'on observe dans l'état de santé, mais avec promptitude et par saccade. Cet abord brusque et précipité augmente le trouble, l'angoisse des viscères, les irrite et donne naissance aux convulsions. Telle est cependant l'origine des spasmes, des mouvemens désordonnés dont on trouve des exemples journaliers chez les animaux qui périssent d'hémorragie. Toutes les convulsions sont donc le résultat de l'irritation, et vouloir les faire cesser au moyen des stimulans, c'est employer un traitement aussi peu rationnel que dangereux, c'est exposer les malades à la mort.

Depuis la doctrine *Brown* et des ontologistes, les maladies convulsives ont été classées au nombre des affections asthéniques, ou elles ont été considérées comme maladies nerveuses essentielles, sans qu'on ait eu égard à l'irritation ou à l'inflammation des organes qui les entretiennent; le traitement appuyé sur ces théories mensongères ne pouvait jouir d'aucune efficacité, et la nature avait à combattre les causes du mal et l'action des médicamens. Il était toujours question de réveiller les forces, de remédier à la débilité, de soutenir les malades, et de calmer la nervosité en prodiguant les boissons et les alimens stimulans, les anti-spasmodiques, les amers, les narcotiques, en un mot, les médicamens toniques ou anti-nerveux qu'on adressait naguères à toutes les débilités, à toutes les entités morbides dont on avait défiguré la pathologie. Cependant, des médecins, au nombre desquels *Pomme* occupe le premier rang, s'élevèrent avec force contre cette pratique meurtrière; mais ils ne purent point se faire entendre, parce qu'ils ne découvrirent pas la liaison qui existe entre l'irritation et les désordres sympathiques: c'était à M. *Broussais* qu'était réservé la gloire toute entière de faire connaître la véritable nature de ces affections, et d'en réformer la thérapeutique. Les raisonnemens appuyés sur une saine logique, le traitement nouveau, fécond en résultats heureux, les ouvertures des cadavres, ont prouvé que les symptômes morbides étaient le produit d'une irritation nerveuse, nervoso-vasculaire, inflammatoire primitive ou consécutive de l'encéphale. Depuis cette époque les médecins physiologistes ont banni de leur traitement toutes ces formules de médicamens dangereux adressés à des états chimériques de l'économie, pour s'occuper de l'organe souffrant, sous l'influence duquel les convulsions se manifestent.

On ne peut établir que des principes généraux pour le traitement des convulsions, puisqu'elles sont toujours les symptômes, soit d'une irritation de l'encéphale, soit de l'irritation de tout autre organe qui réagit sur le cerveau. Il faut donc d'abord connaître l'organe malade, avant de baser un traitement rationnel. Si l'irritation des viscères, des organes excite l'encéphale et produit des convulsions, le traitement doit être dirigé contre la partie primitivement affectée. Dans le cas où le malade est atteint d'encéphalite aiguë ou chronique, les saignées générales, locales sont les anti-spasmodiques par excellence : dans les convulsions intermittentes que détermine l'irritation chronique du cerveau, on a vanté et mis en usage les stimulans les plus violens, les poisons les plus actifs, tels que les sels de cuivre, d'arsenic, d'argent, le phosphore; à l'aide de pareils moyens on a occasionné d'horribles gastro-entérites, qui n'ont souvent produit d'autre effet que d'augmenter les souffrances des malades et d'avancer le terme de leur existence. Nous pensons donc, avec tous les médecins physiologistes, que ces médicamens, quelque fractionnés qu'ils puissent être, sont dangereux, et qu'on doit, dans tous les cas possibles, s'en abstenir. Lorsque les révulsifs sur le canal intestinal sont jugés nécessaires, on peut avoir recours aux substances purgatives, minérales et végétales ordinaires, pourvu qu'on en cesse l'usage lorsque les voies gastriques se fatiguent et s'irritent. On peut d'ailleurs allier au traitement de l'irritation locale, les sédatifs du système nerveux, lorsque la mobilité convulsive dégénère en une sorte d'habitude : les bains tièdes, froids, suivant la saison, l'exercice en plein air, la marche poussée jusqu'à une légère fatigue, les narcotiques administrés avec la réserve qu'exige l'état des viscères, sont des moyens très-secondaires, dont les effets sont à peu près nuls toutes les fois que l'irritation première et productrice des symptômes n'est pas calmée, mais qui jouissent d'une grande efficacité chez les personnes névropathiques qui, par excès d'irritabilité, tombent en convulsions pour les moindres émotions de plaisir ou de peine, et pour les causes les plus légères.

Lorsque les organes de la digestion ne sont pas irrités après les accès de convulsion, l'usage d'alimens substantiels concourt à ranimer les forces épuisées, et à diminuer l'éréthisme nerveux. La réparation est d'autant plus urgente, qu'il y a eu perte de fluides. Les toniques sont alors indiqués, les bons alimens, le vin léger. Quant aux médicamens dits toniques, nous ne pensons pas qu'ils puissent convenir; ils stimulent, et ne remontent pas les forces, ils augmentent, d'ailleurs, l'irritation des voies digestives, si elle existe, et peuvent la produire lorsqu'elle n'existe pas.

## *Du Tétanos.*

L'irritation primitive ou consécutive de la moelle épinière, de la base du cerveau, l'irritation des extrémités sensitives, développent, dans certaines conditions, des convulsions fixes, une tension partielle ou générale des muscles, qui ont fait donner à cette affection le nom de tétanos, de Τεταινω, tendre. Quoique le tétanos soit une des maladies le plus anciennement connues, et qu'une foule d'auteurs recommandables, au nombre desquels il faut compter *Aretée*, *Dehaen*, *Trnka de Krzowitz*, *Fernel*, *Morgagni*, etc., ait tracé des histoires particulières du tétanos, ait donné des descriptions générales et des préceptes thérapeutiques, le véritable siége et la nature de cette affection étaient inconnus avant les travaux de M. *Broussais* et des médecins physiologistes qui se sont occupés de cette matière.

Le phénomène fondamental et distinctif du tétanos consiste dans le spasme, la convulsion fixe des muscles soumis à l'empire de la volonté; tous les muscles ne sont pas au début dans un état convulsif, mais les progrès de la maladie peuvent amener, même en peu d'heures, une rigidité complète et universelle. Les auteurs distinguent plusieurs variétés de tétanos, désignées sous différentes dénominations relatives aux parties convulsées; lorsque la roideur se borne aux muscles élévateurs de la mâchoire inférieure, c'est le *trismus*. Le renversement de la tête et du col en arrière constitue l'*opisthotonos;* la courbure et la flexion du corps en avant, l'*emprosthotonos;* le *pleurosthotonos* dépend du renversement du tronc sur l'un des côtés. Lorsque tous les muscles du corps sont dans un état de roideur et de rigidité générales, c'est le tétanos *tonique*, qui peut se compliquer d'ailleurs d'un des états précédens, ce qui rend encore le danger plus imminent.

Les causes générales du tétanos sont : 1°. les irritations de la moelle épinière de la base du cerveau et de l'encéphale ; 2°. les irritations des organes de la digestion, qui, chez certaines personnes très-nerveuses, réagissent sympathiquement sur les appareils cérébro-rachidiens ; 3°. les irritations des extrémités sensitives que déterminent les variations brusques de la température, la piqûre des filets nerveux, les blessures produites par des corps déchirans, contondans ; la stimulation des plaies traitées par des excitans, etc. Ces diverses causes agissent rapidement sur le rachis et l'encéphale, produisent l'inflammation de ces parties, et des convulsions secondaires ; ou bien les malades succombent à l'excès de la douleur et à l'asphyxie, avant que l'inflammation ne se soit emparée de la moelle épinière et du cerveau.

Les symptômes caractéristiques du tétanos, quelque soit la cause qui ait pu le provoquer, sont les suivans : spasmes fréquens, mouvemens convulsifs de la face ; roideur des muscles élévateurs de la mâchoire inférieure ; d'abord légère, la rigidité arrive au point qu'il devient impossible de séparer les mâchoires l'une de l'autre ; les muscles du col contractent à leur tour cette roideur que partagent bientôt ceux du dos des membres thoraciques et pelviens; le corps est ployé en avant, en arrière, sur les côtés, ou bien tous les muscles sont tellement roides, que le corps entier paraît être composé de parties dures et solides; le visage est pâle ou rouge; les yeux sont fixes ou agités; les douleurs ont une telle violence, que les malades jettent des cris aigus; ils ne peuvent parler, ou ils font entendre des sons étouffés; ils jouissent au reste le plus communément de toutes leurs facultés intellectuelles; la respiration est difficile, haute, stertoreuse; la tension du diaphragme et des muscles pectoraux comprime les poumons, gêne la respiration et trouble la circulation; le pouls est accéléré, dur, irrégulier, quelquefois convulsif; la peau est sèche, aride, brûlante ou froide; la difficulté de respirer augmente sans cesse, et les malades périssent dans des angoisses inexprimables. Pendant le cours de cette affection, les malades n'ont aucune espèce d'évacuation alvine : cette constipation tient au spasme, à la convulsion fixe du gros intestin qui, recevant une grande quantité de nerfs cérébro-rachidiens, partage l'état morbide des muscles de la vie de relation. La marche de cette maladie n'est pas toujours aussi prompte, ni aussi intense. Ses symptômes se bornent quelquefois à un serrement des mâchoires, qui n'empêche même pas les malades de pouvoir avaler quelques liquides. Lorsque le tétanos ne se termine pas d'une manière funeste, et qu'il cède soit aux moyens thérapeutiques, soit aux efforts critiques de la nature, les muscles perdent de leur roideur, les douleurs y sont moins aiguës, la respiration devient plus facile, l'agitation du pouls moins violente, la sécheresse de la peau diminue, elle se couvre quelquefois de sueur, les contractions spasmodiques se relâchent et cessent graduellement.

Cette maladie est en général fort dangereuse; les causes qui l'ont développée ainsi que sa nature nerveuse ou inflammatoire, influent puissamment sur le danger qu'elle entraîne, sur sa durée et sur les phénomènes plus ou moins alarmans dont elle s'accompagne. Nous distinguons deux variétés de tétanos : la première, essentiellement nerveuse, dépend de l'irritation idiopathique des nerfs cérébro-rachidiens, qui détermine des convulsions fixes des muscles volontaires et du diaphragme, puis l'asphyxie sans inflammation de la moelle épinière et de la base du cerveau; la seconde variété dépend de l'inflammation encéphalo-rachidienne, provoquée idiopathiquement ou sympathiquement. Ces distinctions sont d'autant plus utiles à faire, qu'elles serviront de base au pronostic et au traitement de cette affection.

Le tétanos nerveux survient à la suite des blessures, des piqûres des filets nerveux, lorsque le systême sensitif est extraordinairement exalté par la chaleur. C'est surtout dans la zone torride et particulièrement entre les deux tropiques, que ce genre de tétanos est formidable. M. *Richerand* rapporte dans sa Nosographie, d'après *Richard*, qu'il existe à Cayenne un réglement de police qui condamne à de fortes amendes le propriétaire devant l'habitation duquel on trouve des fragmens de verre, des épines ou tout autre corps capable de déchirer les pieds nuds des passans. Le passage subit, brusque, du froid au chaud le détermine également dans les pays où la température est très-variable. Il faut encore rapporter à ce genre de tétanos celui que l'action du froid produit chez les nouveaux nés, *trismus nascentium*, ainsi que la rétention forcée du méconium, l'éruption difficile des dents, etc., etc. Cette variété, la plus formidable de toutes, fait périr les malades en quelques heures, avant que l'inflammation ne se soit développée ; la roideur commence par les mâchoires, elle envahit successivement tous les muscles, s'empare du diaphragme, et la mort est due à l'asphyxie. Des médecins qui ont occupé les premiers rang dans la chirurgie militaire, ont vu des soldats légèrement blessés, être frappés à l'instant même d'un tétanos universel, auquel ils succombaient très-promptement. Mais lorsque le tétanos n'est pas aussi rapide dans sa marche, une congestion morbide s'établit bientôt sur le rachis, l'inflammation se développe, et tous les symptômes morbides dépendent alors d'un spinitis consécutif.

Le tétanos inflammatoire peut être déterminé par une irritation primitive de l'appareil cérébro-rachidien : on observe alors tous les symptômes de cette irritation, et les phénomènes tétaniques, avec ou sans délire, suivant l'extension plus ou moins grande de l'érection vitale morbide : les chagrins profonds, les affections de l'âme et toutes les causes qui agissent sur le système vasculo-nerveux, cérébral et rachidien, peuvent occasionner le développement de ces symptômes morbides.

La gastro-entéro-céphalite donne quelquefois naissance au tétanos. C'est la *fièvre ataxique*, avec symptômes tétaniques des auteurs. On l'a souvent observé pendant le cours des irritations gastro-intestinales, lorsque la base de l'encéphale est fortement stimulée; aux soubresauts des tendons, aux mouvemens convulsifs, irréguliers, succèdent alors la rigidité et les convulsions fixes. La présence des vers dans le canal digestif a été regardée comme cause provocatrice très-puissante de cette affection. Ces animaux irritent d'abord les voies gastriques, puis secondairement l'encéphale, et développent les symptômes tétaniques, comme aurait pu le faire une simple gastro-entérite, que n'entretiendrait pas cette cause matérielle d'excitation. *Laurent*, de Strasbourg, d'après l'ouverture d'un certain nombre de cadavres d'individus morts du tétanos, qui présentèrent des vers dans le tube digestif, en conclut que la présence de ces animaux était cause essentielle de la maladie ; mais les recherches ultérieures faites sur les cadavres, n'ont point confirmé cette opinion, et l'on pense généralement que le tétanos sympathique que produit l'irritation du canal intestinal chez les sujets excessivement irritables, ne dépend pas d'une cause exclusive, mais bien de toutes celles qui peuvent développer des érections vitales morbides dans les voies digestives.

On a observé des attaques de tétanos irrégulières pendant les accès de fièvres intermittentes graves. La stimulation périodique que la gastro-entérite irradie sur l'appareil encéphalique, détermine ces phénomènes spasmodiques, qui disparaissent et reviennent avec les paroxismes : on a également observé des tétanos qu'on a nommé chroniques, par rapport à la durée de la maladie. Cette dénomination est impropre : la rapidité, la marche de cette affection essentiellement aiguë, peuvent être modifiées ; mais il n'existe pas de chronicité dans les tétanos qui se manifestent sous l'influence du froid, d'un écart de régime, d'une affection morale chez les personnes qui en ont été déjà très-vivement affecté ; il y a seulement habitude de congestion et de stimulation de la base du cerveau et du rachis, c'est un état intermittent, mais toujours aigu.

Le pronostic du tétanos doit varier d'après l'intensité et la violence des symptômes, et d'après les causes qui l'ont occasionné. Le tétanos tonique, qui dépend de l'irritation idiopathique des nerfs de la vie animale, est le plus redoutable, puisqu'il produit en peu d'heure le spasme du diaphragme et met un obstacle insurmontable à la respiration, lorsque cette première période du tétanos nerveux est passée, le danger est moins imminent, et l'on peut attaquer avec plus d'avantage l'encéphalite et le spinitis consécutifs : le tétanos que l'irritation des voies gastriques a déterminé peut se dissiper quand on combat l'irritation primitive à l'aide des moyens anti-phlogistiques, ou anthelmintiques lorsqu'on soupçonne la présence des vers ; mais en général, quand l'affection tétanique est bien développée, la rigidité extrême des muscles, le rapprochement excessif des mâchoires, la sécheresse, la chaleur âcre et le défaut de chaleur de la peau, l'intermittence du pouls, les soubresauts des tendons, etc., sont du plus fâcheux augure ; la possibilité d'avaler des liquides, la souplesse et la régularité du pouls, la chaleur générale sans sécheresse, ou la moiteur de la peau, le prolongement de la maladie, doivent inspirer un espoir fondé de guérison. Il s'effectue quelquefois des déplacemens d'irritation ; tels sont une diaphorèse abondante après la sécheresse de la peau, le flux des hémorroïdes, une hémorragie nasale : ces crises sont extrêmement favorables aux malades.

La durée ordinaire du tétanos est depuis quelques heures jusqu'à quatre ou cinq jours, pendant la durée desquels le pronostic ne doit jamais être très-rassurant, puisqu'il s'agit d'une des maladies les plus formidables qui puissent affliger l'espèce humaine, et dont l'action sur les centres viscéraux épuise les forces nerveuses, nuit à la respiration et s'oppose plus ou moins complètement à l'hématose.

A l'ouverture des cadavres, on trouve ordinairement de l'engorgement à la base du cerveau et dans le canal rachidien, les traces d'une inflammation avec dureté de la substance médullaire de l'encéphale et de la moelle épinière, des épanchemens; on a également trouvé des altérations dans le canal digestif.

Lorsque le tétanos provient d'une cause traumatique, le premier soin des médecins doit être de débrider les plaies et de les élargir, d'enlever les esquilles et tous les corps étrangers dont la présence blesse, irrite les filets nerveux; la saignée générale est ensuite indiquée, ainsi que l'opium pur, la teinture de *Sydenham* à haute dose. Le danger est pressant, les symptômes sont dus à l'irritation nerveuse, on doit tout mettre en usage pour prévenir les spasmes des muscles pectoraux et l'asphyxie ; mais si l'inflammation est développée, il faut nécessairement faire appliquer des sangsues et des ventouses scarifiées, à la base du crâne et sur la colonne épinière, ensuite mettre en usage les narcotiques à haute dose; lorsque les symptômes tétaniques sont précédés d'une irritation gastro-intestinale, l'affection primitive doit être combattue avant d'agir sur la colonne épinière, et dans les cas où les malades rendent habituellement des vers, il est évident que les préparations huileuses doivent être administrées, ainsi que les purgatifs propres à les expulser; il faudrait ensuite faire apposer des sangsues sur l'abdomen pour calmer l'irritation que les vers et les médicamens pourraient avoir fait naître dans le canal digestif; on recommande le bain chaud après les saignées générales et locales; le bain tiède, en faisant des affusions froides sur la tête; des médecins ont conseillé de faire plonger les malades, pendant quelques minutes, dans l'eau froide, de les envelopper ensuite dans des couvertures de laine, et de favoriser la révulsion à l'aide des boissons diaphorétiques chaudes. M. *Broussais* pense qu'il faut débuter par les saignées générales et locales, et lorsque le malade peut supporter les excitans opiacés, il conseille l'opium à dose proportionnée à la susceptibilité du sujet; il pense également qu'il serait avantageux de l'arroser avec de l'eau froide, de l'envelopper ensuite dans des couvertures, et d'exciter une diaphorèse, en lui donnant des boissons chaudes, de revenir ensuite aux applications des sangsues sur les viscères irrités. Si la bouche se dessèche, il conseille d'abandonner les stimulans, et de donner une légère limonade chaude, édulcorée avec un sirop muqueux. En résumé, le traitement consiste dans la sédation directe et la révulsion. Le tétanos nerveux réclame de suite la saignée et les narcotiques; le tétanos inflammatoire, idiopathique ou sympathique, exige les anti-phlogistiques, les narcotiques, et les moyens propres à exciter le systême cutané. Le médecin doit surtout chercher à produire une révulsion; la nature l'opère quelquefois, et la guérison est presque toujours subite. Un matelot, attaqué d'un tétanos traumatique, fut renfermé à fond de cale de la gabarre *la Seine*, commandée par M. de la *Peyrouse*. Il suffit de quatre heures de séjour dans ce lieu humide et chaud, dont les écoutilles avaient été fermées, pour exciter, chez cet homme, une sueur si abondante, qu'on le trouva entièrement guéri lorsqu'on descendit pour le retirer. On a proposé également l'ammoniaque administrée dans un liquide stimulant; le carbonate de potasse, l'huile essentielle de térébenthine; les huiles de girofle, de canelle, de muscade; les frictions mercurielles, etc., dans le dessein de provoquer des révulsions sur la peau; mais ces moyens ont rarement réussi : ils sont, d'ailleurs, contre-indiqués lorsqu'il y a phlegmasie dans les voies digestives.

## *De la Chorée*, ou *Danse de Saint-Guy*.

Parmi les divers phénomènes que produit l'irritation du cerveau, il en est qui consistent dans un état alternatif de convulsions et de paralysie, auquel on a donné le nom de chorée ou de danse de Saint-Guy.

Cette maladie, que *Sydenham* a décrite d'une manière très-exacte, attaque ordinairement les enfans et surtout les jeunes filles, depuis l'âge de dix ans jusqu'à la puberté, et il est rare de l'observer après cette époque; elle affecte particulièrement le côté gauche du corps; les membres de ce côté sont agités de mouvemens désordonnés qui s'opposent aux actes que la volonté voudrait exécuter; lorsque le malade veut marcher, la jambe se porte involontairement en arrière, en dehors, et si elle avance, c'est par hasard. La main ne peut pas atteindre directement ce qu'elle veut saisir, elle en est détournée sans que la volonté puisse résister à ce désordre des mouvemens; s'il s'agit de porter quelque chose à la bouche, le malade exécute, avant d'y parvenir, mille gestes ridicules qui éloignent l'objet du but qu'il voudrait atteindre, et quand il y parvient, c'est avec peine, et brusquement.

La chorée est le produit d'une irritation légère et directe du cerveau, ou l'effet secondaire et sympathique de l'irritation des viscères digestifs réagissant sur l'encéphale. Cette maladie est toujours dangereuse, on doit, en effet, craindre l'extension de l'érection vitale morbide, c'est-à-dire le développement du délire, de la folie, de l'épilepsie et de l'apoplexie.

Avant la doctrine physiologique, le traitement de cette affection était abandonné à l'empirisme, ou était dirigé suivant les fausses doctrines admises par les auteurs. *Sydenham* employait la saignée et les purgatifs; *Gardanne*, l'électricité; d'autres médecins ont conseillé les toniques pour remédier à l'asthénie musculaire, et les antispasmodiques pour dissiper les phénomènes nerveux. Fidèles aux principes de l'ontologie, ils ont combattu les symptômes et n'ont fait aucune attention à la lésion organique qui les entretenait.

Le cerveau est irrité, et de cette irritation dérivent tous les symptômes morbides, c'est donc contre elle que doivent être dirigés les moyens thérapeutiques : ces moyens sont, les saignées locales pratiquées au col, aux tempes, derrière les oreilles ; les bains de pieds sinapisés, l'exercice, une alimentation douce et légère, les bains tièdes; mais si la chorée dépend d'un état morbide des viscères digestifs, on recommande alors de combattre l'affection primitive, à l'aide de moyens appropriés. Quant aux anti-spasmodiques, tels que le camphre, la valériane, l'assa-fœtida, l'opium, les qualités excitantes de ces modificateurs doivent rendre les praticiens très-circonspects sur leur usage.

## *De l'Epilepsie.*

L'irritation de l'encéphale détermine souvent, dans les appareils locomoteurs, des mouvemens convulsifs permanens ou intermittens; les convulsions intermittentes, lorsqu'il s'y joint *perte de connaissance*, ont été désignées sous le nom d'épilepsie. Les malades affectés de cette cruelle maladie ressentent quelquefois la sensation d'une vapeur qui, s'élevant d'une partie du corps, se porte vers la tête. Alors ils perdent subitement connaissance ; d'autres fois ils ne sont pas avertis de l'invasion de l'accès ; ils tombent à terre et éprouvent de violentes convulsions, ils se débattent, se contournent, se roidissent ; la face devient rouge, vultueuse, comme lorsqu'on fait de grands efforts ; les mâchoires sont serrées l'une contre l'autre ; et, dans leurs mouvemens de diduction à droite et à gauche, les dents, fortement pressées les unes contre les autres, se heurtent violemment et même se brisent ; la langue, pressée sous les arcades dentaires, peut être coupée, déchirée ; le malade fait entendre des sons sourds, inarticulés, des gémissemens effrayans ; une écume mousseuse et sanguinolente, rejetée avec peine de la bouche, se répand sur les lèvres ; les muscles de la face sont agités de convulsions qui lui donnent un masque horrible ; les cheveux se hérissent ; l'œil roule dans l'orbite, ou bien il est fixe ; les paupières s'abaissent, se relèvent avec vîtesse ; la contraction des paupières est quelquefois tellement forte, qu'on peut à peine les ouvrir ; la tête est projetée en arrière, en avant ; elle se renverse et se maintient quelque temps roide, comme on l'observe dans le tétanos ; le pouls est vif, petit, serré, intermittent ; les mouvemens de la poitrine sont pressés ; le diaphragme paraît être immobile ; les extrémités s'agitent, se roidissent par intervalle et restent dans un état fixe qu'interrompent bientôt de nouveaux mouvemens désordonnés ; les convulsions sont toujours plus fortes dans un des côtés du corps. Pendant ces accès, la rétine devient insensible à la lumière ; la peau peut être impunément pincée, coupée, brûlée, sans que l'épileptique témoigne de la douleur ; en général, les sens sont frappés d'insensibilité pendant toute la durée de l'attaque.

Les accès persévèrent cinq à dix minutes ; quelquefois une demi-heure et même au-delà ; et, lorsque les épileptiques reprennent connaissance, ils n'ont aucune idée de ce qui s'est passé ; quelques-uns vaquent de suite à leurs affaires, d'autres, fatigués, brisés, contus, tombent dans un accablement extrême et se livrent au sommeil. Les accès reviennent à des époques indéterminées, tous les mois, toutes les semaines ; ils tendent généralement à se rapprocher et deviennent de plus en plus violens.

Les causes occasionnelles agissent directement ou sympathiquement sur le cerveau ; les passions, les émotions vives et en général toutes les causes directes d'excitation physiques et morales de l'encéphale peuvent développer l'épilepsie. L'irritation ou l'inflammation des viscères de l'estomac, des organes génitaux, déterminent aussi sympathiquement une excitation morbide, une congestion sur l'encéphale, qui donnent naissance à tous les phénomènes épileptiques.

La nature triomphe quelquefois de la congestion au moyen de révulsions naturelles sur la peau, ou d'hémorragies accidentellement survenues. Mais cette maladie résiste le plus ordinairement aux efforts de la nature et à la puissance de l'art. Elle fait de continuels progrès, et les malades périssent pendant une attaque, soit d'une rupture du cœur, d'un épanchement dans les bronches, ou d'apoplexie, ou bien les accès se répétant sans cesse, l'inflammation se développe dans la pulpe cérébrale, qui se désorganise, alors les épileptiques sont frappés d'une paralysie partielle; ils deviennent imbécilles, et presque tous succombent à la paralysie et l'apoplexie.

L'ouverture des corps offre des lésions d'autant plus graves, que la maladie a été plus longue et plus intense. Lorsque l'épileptique a succombé dans les premiers accès, le cerveau ne présente aucune altération; les phénomènes convulsifs étaient le résultat d'une congestion momentanée qui se dissipait: l'irritation n'a pas persisté assez de temps pour altérer la substance cérébrale; mais quand la maladie a persévéré en s'exaspérant, on trouve alors, indépendamment des altérations des organes digestifs, tous les désordres qui sont la suite de l'inflammation du cerveau, tels que l'induration, le ramollissement, des épanchemens de sang, de lymphe et de sérosité, ou des concrétions osseuses développées sur la dure-mère, qui compriment et blessent la substance cérébrale. Ces faits d'anatomie pathologique se trouvent consignés pour la plupart dans les écrits de *Morgagni*, *Bonet*, *Meckel*, *Boerhaave*, *Bauhin*, M. *Esquirol*, etc. Si ces désordres et beaucoup d'autres qu'on rencontre d'ailleurs dans toutes les irritations cérébrales prolongées n'expliquent pas plus le développement de l'épilepsie, que de la folie et des autres maladies de l'encéphale, ils ne laissent aucun doute, conjointement avec la nature des causes et l'influence du traitement, sur le siége et la nature de l'affection.

Quelques difficultés qu'on ait éprouvé à guérir les malheureux affectés de cette maladie, les médecins doivent maintenant concevoir un espoir fondé de guérison, depuis que l'épilepsie, rejetée de la classe des névroses, figure au nombre des irritations et des phlegmasies du cerveau, et que le traitement est dirigé contre l'irritation morbide, et non pas contre une simple maladie nerveuse. L'ancienneté de l'épilepsie présentera toujours des obstacles insurmontables ; mais ce sera un assez beau triomphe pour la médecine physiologique d'arrêter dans leur début les symptômes et les progrès d'une affection aussi formidable, de prévenir l'inflammation et la désorganisation, à l'aide d'un traitement rationnel, comme l'ont déjà tenté avec succès des médecins dont les observations sont consignées dans les annales de la médecine physiologique ; mais en général l'épilepsie est d'autant plus curable, qu'elle est récente, qu'on peut lui assigner une cause, qu'elle dépend d'un état de pléthore ; celle qui provient d'une émotion très-vive, telle que la peur, ou qui survient tout-à-coup sans cause, résiste ordinairement à la puissance des moyens thérapeutiques les plus énergiques. Lorsqu'elle a duré fort long-temps et qu'elle a déterminé un état de paralysie ou d'imbécillité, elle est incurable, attendu que la pulpe du cerveau est alors plus ou moins profondément altérée.

On conseille généralement aux épileptiques de porter sur eux un flacon rempli d'ammoniaque, et de le respirer lorsqu'ils sentent l'invasion de l'accès ; quoique peu rationnel, ce moyen réussit quelquefois. Pendant les accès, on doit desserrer les vêtemens qui gênent la circulation capillaire, placer, s'il est possible, un tampon de linge entre les dents, pour éviter que l'épileptique ne se les brise, ou qu'il ne se coupe la langue. Il doit être maintenu sur un matelas sans être garotté; il est prudent d'éloigner de sa présence toutes les personnes nerveuses, impressionnables, que ce spectacle effrayant et hideux pourrait faire tomber en épilepsie. On conseille, pendant l'intervalle de l'accès, la saignée générale et locale, lorsque le sujet est pléthorique, les bains de pieds très-stimulans souvent renouvelés, et de rappeler les hémorragies et les exanthèmes supprimés, au moyen des révulsifs; d'appliquer sur le côté de la tête qui présente le plus de chaleur, des sangsues, et des ventouses scarifiées sur le col. Lorsque le point d'irritation persiste dans le cerveau, le séton passé à la nuque, les moxas brûlés sur le cuir chevelu, ont déjà produit de bons effets. On doit d'ailleurs, suivant les cas, revenir aux saignées locales pratiquées sur les sutures des os du crâne. Quand l'épilepsie fait suite à l'irritation des voies digestives, on conseille d'agir en premier lieu sur le canal intestinal, puis ensuite sur le cerveau. La première dentition donne quelquefois naissance à l'éclampsie : il faut alors calmer les convulsions en incisant les gencives, et faire appliquer des sangsues derrière les oreilles, aux tempes, et des sinapismes aux pieds et aux jambes. Lorsqu'après avoir combattu avec opiniâtreté et persévérance toutes les causes locales d'irritation, on n'obtient aucun succès, on est alors obligé d'avoir recours à la méthode perturbatrice empirique. Les auteurs recommandent les substances fétides, en général, la racine de valériane, la gomme ammoniaque, le castoreum, le musc, la pivoine, l'assa-fœtida. Toutes ces substances exercent sur le canal intestinal une action inexplicable ; ensuite les sels cuivreux, le nitrate d'argent, le phosphore, qui excitent une révulsion en provoquant de violentes gastrites, puis le sulfate de zinc, de fer, l'huile de térébenthine. L'action de ces médicamens ne s'explique pas mieux ; ils purgent, provoquent des sueurs et stimulent le système nerveux d'une manière particulière et différente. On conseille également l'acétate de plomb et le quinquina : le sel agit comme sédatif, et l'écorce comme tonique fixe.

## *De la Catalepsie.*

Cette maladie, classée dans la Nosographie de M. *Pinel*, au nombre des névroses des fonctions cérébrales, est encore l'un des modes de l'irritation cérébrale qui occasionne dans cette circonstance une accumulation de sang dans le cerveau, d'où résulte une tendance à l'assoupissement, la pesanteur du corps et les autres symptômes des maladies soporeuses.

Les causes occasionnelles de cette affection, qui a été jusqu'à présent peu observée, paraissent être les mêmes que toutes celles des irritations cérébrales; la pléthore, l'abus des liqueurs spiritueuses, les excès dans les travaux intellectuels, certaines nuances de gastro-entérites et de duodénites chroniques concourent à son développement. Elle peut également survenir à la suite des phlegmasies aiguës ou chroniques de l'encéphale, ou bien s'établir subitement avec tendance au sommeil, et pesanteur du corps. Pendant que le cataleptique est plongé dans l'assoupissement, il y a encore aptitude aux mouvemens, de telle manière, qu'en déplaçant un membre, il reste dans la position qu'on lui donne, sans que la volonté participe en rien à cette action musculaire. C'est ce dernier phénomène qui caractérise la catalepsie. Le fait le plus curieux et le plus extraordinaire, est celui qui a été observé à l'hôpital de Montaigu. Un militaire y fut porté dans un état complet de catalepsie. Le malade étendu sur son lit éprouvait un mouvement perpétuel et convulsif des paupières ; toutes les parties de son corps restaient fixes dans les positions où on les plaçait. Cet homme repoussait les alimens qu'on lui présentait, s'indignait contre les moyens de stimulations qu'on mettait en usage pour le tenir éveillé ; et, lorsqu'on le laissait tranquille, il tombait dans un assoupissement profond.

La congestion sanguine qui s'opère sans relâche dans la substance cérébrale et donne naissance à ces symptômes morbides, menace le cataleptique d'apoplexie toutes les fois qu'on ne peut pas le tirer de l'engourdissement dans lequel il est plongé.

A l'ouverture des cadavres, on trouve en général dans les affections soporeuses, un engorgement dans la substance cérébrale qui est tuméfiée ; on n'observe point de ramollissement, d'inducation, ni les traces d'une phlegmasie, à moins qu'il n'y ait eu en même temps complication.

On recommande les saignées générales et locales dans le commencement, lorsque l'état soporeux est très-profond ; il faut se hâter d'agir, car l'hémorragie cérébrale est imminente ; ensuite de stimuler la peau, à l'aide des bains de pieds fortement sinapisés, de la flagellation, de l'urtication, de l'acupuncture : ce sont les seuls moyens susceptibles de diminuer la stimulation morbide du systême nerveux cérébral.

## *De la Névropathie.*

Toutes les maladies dont nous devons esquisser l'histoire, dans cette seconde partie, ne sont point le simple produit d'une modification du systême sensitif, mais d'une irritation vasculo-nerveuse, qui s'élève souvent jusqu'à l'inflammation. Cependant il existe un état particulier du cerveau sans phénomènes inflammatoires, dans lequel cet organe produit, à l'occasion des impressions qui lui sont transmises, des sensations, des mouvemens extraordinaires, exagérés, nullement en rapport avec la force de ces impressions; de sorte que telle stimulation qui semble devoir ébranler à peine le centre de perception dans l'état physiologique, occasionne néanmoins des sensations et des mouvemens analogues à ceux que pourrait développer une inflammation viscérale, ou une passion très-exaltée : ces phénomènes tiennent à la manière dont le cerveau perçoit les impressions que lui transmettent les sens, ou que les viscères lui envoient, et à la manière dont il réagit sur elles. Cette organisation cérébrale s'allie avec tous les tempéramens, mais elle s'associe plus fréquemment à la constitution nerveuse, et dépend alors d'une organisation primitive défectueuse : elle se développe également pendant le cours de la vie, par l'effet des irritations viscérales prolongées; la gastro-entérite chronique, après avoir stimulé le cerveau pendant des années, le rend impressionnable au point de centupler la vivacité des impressions et des réactions, et il en est de même de l'irritation et de l'inflammation des autres viscères, dont l'action sympathique agit puissamment sur le centre nerveux. Le cerveau lui-même contracte souvent, sous l'influence des excitations extérieures, un degré d'irritabilité qui constitue l'état névropathique; les impressions sont reçues et renvoyées avec une telle rapidité, que le malade ne peut pas fixer son attention, puisque cette opération suppose de la part de l'intellect la puissance de retenir les mouvemens communiqués, sans réaction trop prompte. Aussi, la versatilité des opinions, l'instabilité des idées, la faiblesse de la volonté, forment-elles les principaux caractères de la névropathie.

Cet état particulier est donc l'effet d'une mauvaise organisation primitive du système senf, des excitations morales très-fortes, des irritations prolongées avec opiniâtreté sur un organe sensible, qui réagissent sur le cerveau, et produisent l'état névropathique avec ou sans phlegmasie.

Avant le développement complet de la maladie, on observe d'abord les symptômes qui appartiennent aux diverses lésions des organes irrités ou enflammés ; mais bientôt le système sensitif acquiert un perfectionnement vicieux de l'habitude de sentir et de réagir, et l'encéphale partage cette perversion des nerfs sentans. C'est alors que se dessinent les phénomènes caractéristiques de la névropathie. Les malades commencent à faire une attention particulière à toutes leurs sensations, leurs perceptions deviennent exagérées, leurs mouvemens, convulsifs, les organes les plus importans, les principaux foyers viscéreux, l'estomac, le cœur, les poumons, fixent particulièrement leur attention : ils y perçoivent toujours des mouvemens extraordinaires ; ils se trouvent être affectés de toutes les maladies dont on leur parle, et il y a des névropathiques chez lesquels le mouvement est plus exagéré que la sensation, et *vice versa* ; d'autres éprouvent des hallucinations : ils entendent des bruits insolites, tels que le vent, la pluie, le tonnerre ; ils éprouvent des sensations qui leur parcourent le corps en différens sens : ce ne sont pas cependant des maniaques, car ils soutiennent fort bien le raisonnement ; leur imagination est seulement exaltée. Il suffit qu'une cause qui a produit autrefois une sensation, mette le cerveau dans une position à croire que la chose existe, pour que le névropathique sente de nouveau, et parfaitement, la sensation qu'il avait jadis éprouvée, et que le cerveau excité, éprouve alors le même mode de souffrance. Il y a toujours un contraste frappant entre le tableau qu'ils font de leurs douleurs, et l'état de leurs organes. Les névropathiques, par légère irritation des voies digestives, prétendent ne plus pouvoir digérer ; à les en croire, ils éprouvent des symptômes effrayans aussitôt qu'ils ont introduit quelques alimens dans l'estomac, et ils assurent, de bonne foi, qu'ils maigrissent, et qu'ils tombent dans le marasme. Ceux dont l'excitabilité du cœur est exaltée, se plaignent d'étouffemens, de palpitations ; ils craignent de respirer, de parler ; ou s'ils ont étudié quelques livres de médecine, ils assurent être affectés de toutes les maladies dont ils ont lu l'histoire. En général, les névropathiques ont une manière de s'exprimer toute particulière, lorsqu'ils veulent rendre compte de leur souffrance : ils y mettent une exagération caractéristique de la maladie, et s'attachent aux plus légers phénomènes, qu'ils grandissent au gré de leur imagination, pour en faire des symptômes mortels. Un malade écrit à M. *Louyer Villermay* : « Mon corps est un foyer ardent, » mes nerfs des charbons embrâsés, mon sang » de l'huile bouillante ; tout sommeil est anéanti : » venez m'apporter quelques secours s'il est » possible : je souffre le martyre. »

Lorsque des causes morales ont exalté directement la sensibilité du cerveau, la stimulation nerveuse est ordinairement dans le sens convulsif ; et si ces causes ont agi sur plusieurs individus, les convulsions deviennent épidémiques. Les convulsionnaires de St.-Médard étaient des névropathiques, ils sont devenus convulsionnaires par un effet de leur imagination, et par une excitation cérébrale plus ou moins rapprochée du mode inflammatoire. L'excitation purement nerveuse du cerveau s'élève, par degrés, à l'état d'inflammation ; et alors, les névropathiques deviennent maniaques, ou périssent d'apoplexie. Si on veut consulter la vie des grands hommes qui ont présenté des modèles de mélancolie, on voit presque constamment ce résultat. *Pascal*, frappé d'une terreur subite, voit, jusqu'à la fin de sa vie, un abîme sans cesse ouvert à ses côtés; *Gilbert*, malheureux, persécuté, tombe dans la mélancolie la plus prononcée, et bientôt dans une démence complète; J.-J. *Rousseau*, ce grand homme, cet homme de bien, dont la mémoire, outragée par la prévention, la sottise ou l'ignorance, sera toujours chère à ceux qui savent sentir, présente, dès sa jeunesse, une excessive sensibilité; pendant son adolescence, il est tourmenté de bourdonnemens d'oreilles continuels, d'une légère irritation au cœur; il lit des livres de médecine, se croit anévrismatique, et fait, tout exprès, le voyage de Montpellier pour consulter les médecins : il revient aussi malade qu'il était parti, faisant au monde un éternel adieu; mais bientôt il se lance dans la carrière des lettres : encouragé d'abord, il se trouve en butte tout-à-coup aux intrigues de la plupart des littérateurs de cette époque. Trompé dans ses affections, affligé de sa misère, revenu de ses illusions, l'irritabilité du cerveau augmente graduellement, et au point qu'il éprouve des accès de la mélancolie la plus noire, pendant lesquels sa plume éloquente exagère, dans ses rêveries, les torts de ses ennemis. « Mes persécuteurs, *dit-il*, se sont tel» lement pressés de porter à son comble la me-

» sûre de ma misère, que toute la puissance » humaine, aidée de toutes les ruses de l'enfer, » n'y saurait plus rien ajouter : la douleur phy- » sique elle-même, au lieu d'augmenter mes » peines, y ferait diversion. En m'arrachant » des cris, peut-être elle m'épargnerait des gé- » missemens, et les déchiremens de mon corps » suspendraient ceux de mon cœur. » Cet excès d'irritabilité alla toujours en croissant jusqu'à la fin de sa vie, à laquelle l'apoplexie mit un terme.

Toutes les personnes affectées d'irritation, d'inflammation viscérales ne sont pas atteintes de névropathie, parce que le cerveau n'est pas disposé constamment à contracter cette vicieuse irritabilité. Cependant la névropathie est produite chez la plupart des malades, quelque soit leur tempérament, lorsque les irritations se prolongent indéfiniment, stimulent sans cesse et sans relâche le cerveau et dénaturent ses fonctions; à force d'être irrités, les organes eux-mêmes s'enflamment et se désorganisent. L'inflammation joue donc un grand rôle dans cette affection; c'est elle qu'il faut combattre ou prévenir, puisqu'elle précède, accompagne ou suit la névrose et la nevropathie.

Si les travaux intellectuelles, si les affections

morales développent primitivement cette excitation nerveuse du cerveau, les irritations des autres viscères, qui agissent symptomatiquement sur cet organe, y donnent donc également naissance. On lui a donné le nom d'*hypocondrie*, lorsque le siége primitif, la cause occasionnelle existe dans les hypocondres, dans les viscères digestifs (1). M. *Louyer Villermay* est le méde-

---

(1) Le *Dictionnaire abrégé des sciences médicales*, qui doit toute la réputation dont il jouit à l'exposition des principes de la doctrine physiologique que M. Broussais a fait connaître, contient, contre ce professeur, des imputations fausses et mensongères, d'autant plus choquantes, qu'on en ignore l'auteur. C'est ainsi qu'à l'article Hypocondrie, on est étonné de lire : « *Broussais, qui ne voit dans l'hypocondrie qu'une gastrite chronique, lançant des irradiations tumultueuses et pénibles sur le cerveau, etc...* » Le rédacteur a fait parler M. Broussais, pour avoir le plaisir de le combattre, ou bien il n'a pas suivi ses cours; alors il devait se taire. M. Broussais a dit et a écrit : « *Nous établissons que la prédisposition à la névropathie ne réside pas dans les viscères dont les érections vitales plus ou moins inflammatoires ont coutume de la produire; car la gastrite d'un hypocondriaque ne diffère pas plus de celle d'un homme ordinaire, que la metrite d'une femme hystérique ne diffère de celle d'une femme qui ne l'est pas; mais qu'elle consiste dans la manière d'être de l'encéphale.* » L'anonyme ajoute plus loin : « *Il est dans l'usage* (Broussais) *de n'emprunter à ses contemporains que ce dont il espère faire sa propriété exclusive; ainsi, en blâ-*

cin qui a le mieux décrit les symptômes de cette affection ; mais il a cru voir une atonie des viscères digestifs coïncider avec une irritation nerveuse, dont il ne détermine pas clairement le siége. A l'époque où cet habile observateur a écrit sur l'hypocondrie, la gastro-entérite chronique n'était pas connue. Les symptômes qu'il a rapportés à l'atonie des viscères de la digestion sont maintenant considérés et reconnus comme signes de l'irritation gastro-intestinale ; aussi les phénomènes qui caractérisent le premier degré de l'hy-

---

*mant Villermay d'avoir cru à l'atonie de l'estomac dans l'hypocondrie, il ne lui sait aucun gré d'avoir connu toute l'influence que joue ce viscère dans cette maladie.* » Emprunter des idées à ses contemporains pour en faire sa propriété, est le fait d'un malhonnête homme, et personne, jusqu'à présent, n'avait fait ce genre de reproche à l'auteur des doctrines médicales. Nous savions bien que de jeunes médecins, naguère ses élèves, ont voulu s'emparer des principales idées du fondateur de la doctrine, à l'aide du mensonge et de la fraude, profitant de ce que leur maître n'avait point eu encore le temps de les rédiger et de les répandre dans le monde médical; mais nous ignorions que M. Broussais fût le pillard. Qui ne s'aperçoit d'ailleurs que M. Louyer Villermay a vu un état de faiblesse et d'atonie là où M. Broussais a vu irritation morbide ? Qu'ont de commun ces deux idées ? Ne sont-elles pas entièrement opposées ! mais quand on ne recule pas devant une calomnie, on ne recule pas devant une absurdité.

pocondrie décrite par M. *Louyer Villermay* indiquent suffisamment l'irritation des voies digestives dans une nuance plus ou moins chronique, qui, stimulant l'encéphale, développe bientôt des désordres cérébraux. On ne peut nier que l'hypocondrie ne soit consécutive à l'irritation des voies gastriques, lorsque les symptômes de cette irritation ont précédé l'excitation cérébrale; mais, suivant M. *Georget*, les spasmes, les excitations des sens, le trouble des idées, etc., etc., dénotent une irritation primitive de l'encéphale. Cet auteur a peut-être raison; il s'agit de s'entendre : la névropathie ou cérébropathie peut effectivement se développer sans avoir été précédée de l'irritation des viscères sus ou sous-diaphragmatiques; c'est alors le résultat de l'organisation du cerveau primitive ou modifiée. La sensibilité est mise en action dans ce cas d'une manière extraordinaire, à l'occasion de l'exercice des sens, et si les autres viscères s'irritent, c'est secondairement, mais la névropathie n'en est pas moins la suite ordinaire des irritations organiques prolongées chez les personnes dont le cerveau est disposé à s'irriter; et, pour s'en convaincre, il faut observer l'influence du traitement dirigé sur les organes souffrans, et ouvrir les cadavres.

Il est à remarquer que les organes qui, dans l'état physiologique, réagissent fortement sur le cerveau, sont ceux qui, dans l'état morbide, développent le plus facilement l'état névropathique; tandis que les viscères dont l'action physiologique sur le cerveau est peu active, n'influencent pas assez vivement cet organe lorsqu'ils sont atteints d'une érection vitale morbide, pour exciter sa sensibilité, pour exalter et dénaturer ses fonctions. C'est pour cette raison sans doute que presque tous les individus qui succombent à la gastro-entérite chronique deviennent névropathiques avant que la désorganisation ne soit consommée. Nous disons presque tous, parce qu'il est des personnes chez lesquelles le siége de la sensibilité est si difficile à émouvoir, que des érections vitales morbides se développent difficilement sur d'autres organes par défaut de sympathies. C'est aussi pour cette raison que la grande majorité des malades qui succombent aux phlegmasies chroniques du poumon, à la phthisie-pulmonaire, ne deviennent point névropathiques; la désorganisation marche avec rapidité, et cependant l'espérance les soutient et la mort les surprend au milieu des rêves et de la séduisante illusion d'une guérison prochaine.

L'inflammation des viscères est donc la cause

la plus ordinaire du développement de la névropathie; elle peut néanmoins exister sans phlegmasie, mais les viscères finissent toujours par s'enflammer, et c'est par inflammation que les névropathiques périssent : alors il se manifeste progressivement des symptômes de lésions dans les organes de la digestion, de la circulation, dans l'encéphale, et la névropathie augmente au point que les malades qui supportaient avec difficulté des maux imaginaires, ou, pour le moins, exagérés, ne peuvent plus endurer des maux réels : ils se suicident, ou expirent dans la consomption ou l'hydropisie. A l'ouverture des cadavres, on trouve seulement les traces des désorganisations que les phlegmasies chroniques ont développées.

Puisque la névropathie est le plus souvent entretenue par des foyers d'irritation, c'est sur l'organe irrité qu'il faut agir, sans d'ailleurs tenir compte des rapports exagérés que font tous les névropathiques sur les douleurs qu'ils éprouvent. Vient ensuite le traitement de la mobilité nerveuse et du vice de l'innervation; mais c'est ici que gît la difficulté : tous ces malades se tiennent en garde contre les prescriptions des médecins, et sont toujours disposés à rejeter leurs conseils; si on prescrit l'exercice, ils dépeignent r fatigue de la manière la plus vive, pour s'exempter de se livrer à la marche, et cependant, les principaux moyens curatifs résident dans les différens exercices qui constituent la gymnastique médicinale, tels que les promenades, la lutte, la danse, l'équitation, etc. On conseille de procurer des distractions, sans qu'ils puissent s'apercevoir de l'intention ni connaître le but du médecin; on recommande les adoucissans, les émolliens, les anti-spasmodiques administrés suivant l'état des viscères, et lorsque les irritations organiques sont éteintes, les bons alimens, les gelées de viande, les vins légers et les bains froids, pour favoriser le développement des forces, diminuer la susceptibilité générale et la prédominance de l'irritabilité et de la sensibilité. Malheureusement, la plupart des névropathiques, victimes de leur imagination, se forment des systêmes de médecine : ils se médicamentent eux-mêmes, ils se tuent ou se font tuer par les charlatans qui les stimulent sans relâche; ils recherchent, dans les conversations avec les médecins, dans les livres de médecine, les remèdes nécessaires à des maladies dont ils ne sont souvent pas atteints; ils s'administrent les amers, les toniques, les purgatifs, et s'excitent de plus, en abusant des liqueurs et des vins généreux. Craignant de tomber dans la faiblesse et le marasme, ils augmentent leurs maux, ils développent ou fomentent les irritations chroniques, et préparent ainsi de profondes altérations dans les organes. Cependant, lorsque le médecin parvient à obtenir un grand ascendant sur l'esprit du malade, et à jouir de toute sa confiance, cet excès de sensibilité et de mobilité peut encore se dissiper, et le malade guérir, à moins qu'une irritation intérieure invétérée n'ait déjà occasionné une désorganisation toujours mortelle.

*Des Aliénations mentales.*

Les médecins manigraphes se sont efforcés de fonder les différentes aliénations mentales sur les diverses formes que le délire des fous peut revêtir; mais comme ces formes ne fournissent pas constamment les principales indications curatives, cette classification n'est pas physiologique. La manie est le produit de l'irritation du cerveau, qu'elle soit d'ailleurs avec ou sans délire; qu'il y ait monomanie, démence, folie stupide, idiotisme, c'est toujours l'irritation qui entretient ces désordres dans les facultés mentales, c'est elle qui développe, en se proloncant, l'inflammation du cerveau ou de ses membranes.

La prédisposition à la folie dépend d'une extrême irritabilité de l'encéphale et de la faiblesse du jugement ; les causes occasionnelles qui peuvent y donner naissance, sont toutes celles qui agissent directement sur le cerveau : tels sont les émotions vives, les passions, les chagrins profonds, la joie, etc. ; et celles qui agissent sympathiquement, sont les inflammations des viscères, principalement des organes de la digestion et de la génération. La suite des couches donne fréquemment naissance à la folie, lorsque, par une cause quelconque, l'érection vitale de la matrice se dissipant tout-à-coup avec suppression brusque de l'écoulement des lochies, le cerveau devient le point vers lequel convergent les mouvemens irritatifs.

La disposition à la folie est héréditaire : l'âge adulte y dispose ; elle est rare dans l'enfance, parce que, à cette époque de la vie, le cerveau est moins facilement ébranlé. Les femmes y sont plus exposées que les hommes, par leur organisation cérébrale ; chez elles, les parties latérales et postérieures du cerveau, qui, suivant les *cranologues*, président aux facultés instinctives, l'emportent de beaucoup sur la partie antérieure des hémisphères destinés aux facultés intellectuelles; leur cerveau jouit, en outre, d'une extrême irritabilité. Ces causes réunies, qui font prédominer l'instinct sur l'intelligence, et l'imagination sur le jugement, deviennent la source des nombreuses aliénations mentales observées sur les personnes du sexe.

Le développement de la manie est précédé d'une irritation primitive du cerveau ou des symptômes de la phlegmasie des organes sous-diaphragmatiques. Ces deux points d'irritation se développent quelquefois en même temps; on observe chez les fous de la céphalalgie, des douleurs de tête plus ou moins violentes, accompagnées de pulsations considérables; les idées se troublent, deviennent confuses, puis le délire se manifeste; chez d'autres, les prodomes proviennent de l'irritation des viscères inférieurs auxquels succèdent une ardeur, une chaleur très-vive dans la tête, et de fortes palpitations du cœur; le délire se manifeste, d'abord fugace, il devient bientôt permanent, la folie est alors déclarée; dans cet état, les impressions perçues sont justes, mais les conclusions que les malades en tirent, sont erronées, leur mémoire est dépravée; ils raisonnent faussement sur les idées que leur donnent leurs souvenirs; ils éprouvent aussi des inspirations intérieures, et croient voir des objets qui n'existent réellement pas. Les fous ont presque tous une idée prédominante, et hors la période des accès, ils délirent seulement sur un seul point; quelques-uns sont frappés d'une telle stupidité, qu'ils restent dans une inaction complète; mais alors, au délire se joignent des phénomènes d'irritation organique. Les viscères sont ordinairement affectés dans toutes les nuances de folie; les malades éprouvent de la soif, des spasmes, de la chaleur, des douleurs; la langue est rouge, pointue, lancéolée, etc. Pendant les accès, dans le plus haut degré de l'irritation cérébrale, la colère se développe, et est poussée jusqu'à la fureur; le cœur est agité, et la chaleur de la peau est tellement augmentée, que les fous se dépouillent de leurs vêtemens, s'exposent au froid le plus violent, sans qu'ils paraissent en être offensés. Pendant la durée de cette excitation du cœur et du développement de la chaleur animale, on observe également dans les deux sexes une excitation très-vive des organes sexuels; lorsque ces malheureux ne sont plus dans la période de fureur, alors les phénomènes organiques diminuent d'intensité; l'état d'agitation persévère plusieurs semaines, quelquefois deux ou trois mois; il peut se déterminer par une crise, une hémorragie abondante, ou par une impulsion morale très-intense, lorsque l'irritabilité du cerveau n'est encore qu'exaltée et dépravée; d'autres fois, l'irritation du cerveau s'élève pendant l'accès jusqu'à la phlegmasie. La folie, à moins qu'elle ne soit enlevée par une crise, dure plusieurs mois et plusieurs années, et quand elle a cédé aux moyens thérapeutiques, il suffit d'une impulsion quelconque pour occasionner une rechute. Les folies aiguës ou chroniques sont, en dernière analyse, le résultat d'une irritation morbide du cerveau, qui altère, déprave plus ou moins profondément la faculté de juger.

Puisque les aliénations mentales sont toutes le produit d'une érection vitale morbide du cerveau, on conçoit qu'elles puissent, en s'exaspérant, se transformer en phlegmasie; aussi, parmi les fous, les uns deviennent épileptiques, ou sont frappés de cécité, de surdité, de paralysie; beaucoup d'autres succombent à l'apoplexie. La gravité de ces affections doit donc dépendre de l'intensité, du degré de l'irritation encéphalique ou des organes qui réagissent sur le cerveau, de la puissance des causes morales, de la prédisposition acquise ou innée, de la conformation extérieure du crâne. Le pronostic doit tre basé sur la détérioration plus ou moins grande des facultés intellectuelles, et sur l'état des viscères abdominaux; car, lorsque les aliénations mentales s'accompagnent d'une altération profonde, de la nutrition, ou d'une lésion organique de l'encéphale, elles sont alors incurables.

La folie ne laisse pas après la mort des traces spéciales dans le cerveau, puisque tous les désordres sont dans cette maladie, comme dans toute autre affection encéphalique, le produit de l'irritation et de l'inflammation; on trouve des altérations morbides d'autant plus profondes, que les symptômes ont été plus intenses; les désordres se bornent quelquefois à une injection plus ou moins forte des membranes et de la substance cérébrale, qui d'ailleurs sont souvent en suppuration; on observe des ramollissemens, des indurations ou des épanchemens, comme dans toutes les affections encéphaliques. Lorsque la folie a persisté dans l'état chronique, un des hémisphères cérébraux, celui qui a été attaqué le plus vivement, est ordinairement moins volumineux que l'autre.

Pendant les prodomes de la folie, le traitement doit être anti-phlogistique. Il faut d'abord écarter toutes les causes qui irritent le cerveau, et lorsque le délire est survenu, le même traitement convient encore. Les applications de sangsues à la tête, aux tempes, sur le trajet des veines jugulaires, précédées d'une saignée poussée jusqu'à la défaillance, dissipent quelquefois la folie commençante. Aux émissions sanguines doivent succéder l'application de la glace sur la tête, les bains de pieds très-stimulans, les lavemens d'eau froide acidulés avec le vinaigre. Il est également nécessaire de rappeler les irritations extérieures lorsque la maladie est due à leur suppression; mais quand la folie ne paraît pas céder à ce traitement, il faut alors attendre, et se tenir dans une expectation prudente, en se mettant en garde contre les accidens qui pourraient survenir. Le régime doit être blanc, végétal, lacté; les malades doivent être soustraits à l'action d'une trop vive lumière; l'obscurité leur convient: les impressions vives doivent être soigneusement écartées, et les soins donnés avec bonté; la douceur des personnes qui les approchent est aussi utile et nécessaire que le traitement qu'on leur fait suivre; car il faut opérer sur eux une espèce de sédation tout à la fois morale et physique. Cependant, quand ils sont agités, qu'ils menacent, qu'ils entrent en fureur, on leur met le gilet de force : cette punition suffit quelquefois pour les humilier, et apaiser la violence de leurs mouvemens. Les fous ont en effet une lueur de raison qui leur permet de distinguer le juste de l'injuste; mais si on les tourmente inutilement, et qu'on use envers eux de rigueurs qu'ils n'ont pas méritées, leur malheureuse position s'aggrave, et ils ne respectent plus ceux qui sont chargés de les gouverner.

On conseille de revenir ensuite aux saignées, à l'application du froid, aux boissons réfrigérantes : lorsque les fous sont dans un état de calme, et qu'ils n'ont plus qu'un délire partiel, on les tient toujours à un régime blanc, à un traitement adoucissant, jusqu'à ce que l'asthénie se prononce. On doit pratiquer en même temps la révulsion au moyen du moxas, des sétons, etc., soit pour rappeler des évacuations ou des irritations supprimées, soit pour déplacer l'irritation cérébrale. Les purgatifs doivent être rarement mis en usage, parce qu'ils irritent encore sympathiquement le cerveau. L'ellébore jouissait naguères d'une réputation particulière ; mais ce n'est qu'un purgatif drastique qui, dans beaucoup de folies, pourrait être fort nuisible. Lorsque la période d'acuité est passée, on joint aux moyens indiqués ceux qui conviennent à l'état morbide des autres organes, de l'estomac, des intestins, des poumons. Quand l'aliénation mentale est la suite d'une irritation idiopathique de l'encéphale, on conseille également d'avoir recours à la gymnastique, d'imposer des travaux qui ne fatiguent pas, de procurer des conversations agréables, en ayant le soin d'écarter tout ce qui peut rappeler les accès, et en tenant éloignées les personnes dont la présence pourrait occasionner des mouvemens de joie, de tristesse, de plaisir ou de douleur. Enfin, lorsque la maladie est absolument incurable, on se borne à un traitement palliatif, et à la répression.

## *De l'Apoplexie.*

L'apoplexie est une lésion de l'encéphale, caractérisée par la cessation plus ou moins complète des mouvemens volontaires, de l'exercice des sens, des fonctions de l'intellect, par la diminution ou la perte de la sensibilité, unis à un état soporeux. Elle est primitive ou secondaire : primitive, lorsqu'elle se déclare sans avoir été précédée d'aucune inflammation du cerveau ; secondaire, lorsqu'elle succède à ces inflammations. Les symptômes caractéristiques de l'apoplexie, qui établissent une différence entre elle et les autres irritations encéphaliques, sont la paralysie, et l'état soporeux très-profond. La plupart des irritations cérébrales dont nous venons de nous occuper, déterminent l'apoplexie lorsqu'elles se prolongent; elle en est, pour ainsi dire, l'agonie. Cette affection n'est donc pas une névrose des fonctions cérébrales, mais bien le produit d'une irritation vasculo-nerveuse du centre sensitif: les causes occasionnelles et productrices sont toutes celles des irritations. En général, les vieillards y sont plus exposés que les adultes: le grand froid, en occasionnant le spasme de la peau, et le refoulement du sang dans les viscères, ainsi que les grandes chaleurs qui stimulent et engorgent le cerveau, déterminent facilement l'apoplexie. Les affections morales très-vives, l'abus dans les plaisirs de l'amour, les gastrites, les duodénites, les irritations cérébrales, peuvent facilement la développer, lorsque, d'ailleurs, la constitution dite apoplectique y prédispose.

Les malades sont frappés subitement, *foudroyés*, ou bien ils éprouvent quelques légers symptômes précurseurs. Entre ces deux extrêmes, il existe des états intermédiaires, subordonnés à l'irritation et à la lésion plus ou moins profonde de l'encéphale, qu'on peut rapporter 1°. au coup de sang, 2°. à l'état comateux ou léthargique, 3°. à l'apoplexie; les prodomes sont les suivans : céphalalgie plus ou moins forte, pesanteur, sensation de coups dans la tête, vertiges, étourdissemens, somnolence, absence de mémoire, affaiblissement passager de la vue, de l'ouïe, de l'odorat, du goût, embarras dans la langue, fourmillement dans les membres, engourdissement, pesanteur, etc. Quand l'apoplexie est subite, les malades tombent de suite dans un état soporeux; la langue est plus ou moins paralysée, sa pointe se dirige à droite ou à gauche; l'excitabilité des organes des sens, des facultés intellectuelles et affectives est diminuée ou abolie; la respiration est haute, difficile, stertoreuse. Quand l'apoplexie est primitive, le pouls est large, plein, lent et dur; les yeux sont saillans, immobiles; la pupille est généralement dilatée du côté paralysé; la face est pâle, humide, ou rouge vultueuse; le front est chaud ou glacé; le malade balbutie, prononce des mots mal articulés : plus tard, l'aphonie devient complète; la poitrine s'engoue de mucosité, et l'air, en y pénétrant, fait entendre un râle qui, à chaque moment, devient plus marqué; une salive écumeuse et des mucosités visqueuses que chasse l'air, sortent de la bouche et se répandent sur les lèvres. La déglutition est difficile ou impossible. Un des côtés du corps est frappé de paralysie, et quelquefois le côté opposé est agité de mouvemens convulsifs; la respiration devient pénible et laborieuse: la poitrine se dilate avec peine, parce que, malgré les stimulations instinctives qui parviennent au cerveau, celui-ci, comprimé, n'agit plus sur les nerfs de la vie de relation, et n'envoie plus l'innervation nécessaire aux mouvemens des muscles pectoraux: le malade est souvent plongé dans une immobilité complète, ou il éprouve partiellement des mouvemens convulsifs: d'autres fois il s'agite, se débat, et semble être tourmenté d'un très-vif besoin de respirer; enfin, arrivé au terme de son existence, il reste immobile, sa figure se couvre du masque de la mort, et il périt asphyxié. D'autres fois l'apoplexie est *foudroyante*: l'homme tombe, on le relève: il n'existe plus.

L'apoplexie ne tend pas à se résoudre d'elle-même; elle est constamment mortelle, quand elle est abandonnée aux seules forces de la nature; lorsqu'on a mis promptement en œuvre les moyens perturbateurs les plus énergiques, la vie des malades peut être sauvée ; mais la commotion cérébrale et l'hémorragie consécutive ont souvent laissé des désordres qui disparaissent avec beaucoup de lenteur. La paralysie du membre inférieur se dissipe la première ; la mobilité du bras se rétablit avec plus de difficulté ; les facultés intellectuelles restent quelquefois très-affaiblies, et les malades sont exposés à des rechutes. Le pronostic doit être basé sur les antécédens, sur la violence des symptômes morbides et sur l'âge. Mais en général, les apoplexies secondaires, que déterminent les irritations prolongées de l'encéphale, sont presque constamment mortelles.

A l'ouverture des cadavres, on trouve, lorsque l'apoplexie a terminé, l'épilepsie, la folie ou l'idiotisme, les traces des désordres dépendant de l'ancienne irritation et de la nouvelle. Les anciennes phlegmasies sont reconnaissables au ramollissement, à l'endurcissement, à l'atrophie d'une partie du cerveau, ainsi qu'à la production de tubercules ; les nouvelles se distinguent à l'épanchement de sang et au surcroit d'engorgement sanguin. Quand l'apoplexie est survenue primitivement, on rencontre un épanchement à la surface, à la base ou dans les ventricules du cerveau : si l'épanchement s'est effectué à la base, la mort a été très-prompte; à la surface, il y a eu seulement *coup de sang*. Lorsque les radiations des corps striés et des couches optiques ont été comprimées ou désorganisées, il y a eu hémiplégie complète; quand il a existé à la fois paralysie et convulsions, on trouve une désorganisation répondant à la paralysie et une congestion en rapport avec les convulsions. Les traces des anciennes apoplexies se distinguent également des nouvelles. On trouve pour les premières des espèces de kistes qui contiennent du sang; et pour les secondes, des épanchemens sans kiste. Enfin on reconnaît un épanchement de plusieurs années à une cicatrice qui remplace le kiste, revenu sur lui-même par l'absorption du liquide.

Comme l'ouverture des cadavres n'a pas toujours démontré de lésion appréciable dans l'encéphale, on a cru pouvoir donner à ce mode d'irritation de la substance cérébrale le nom d'apoplexie *nerveuse*, de *névrose cérébrale apoplectiforme:* la nature de l'affection est cependant toujours la même. L'apoplexie a été produite, dans tous les cas, par un raptus de sang vers la tête, dont l'effet a été subit, passager et mortel. Nos sens, il est vrai, n'ont pu saisir la nature des désordres, parce que les fluides ne sont pas sortis de leurs vaisseaux, et que l'équilibre s'est rétabli de suite après l'extinction de la vie; mais c'est toujours l'irritation et l'abord violent du sang au cerveau, qui ont porté une atteinte subite, profonde et mortelle, quoiqu'inconnue dans son essence à l'irritabilité de la pulpe nerveuse encéphalique.

Pendant l'attaque, après avoir débarrassé le malade de ses vêtemens et l'avoir placé sur un lit, la tête soutenue verticalement, on doit pratiquer, le plus promptement possible, une saignée du pied ou de la veine jugulaire, et mieux encore de l'artère temporale; l'état de la face, des yeux, du pouls, doit indiquer la quantité de sang qui doit être tirée; on conseille ensuite les affusions froides sur le front et les tempes, l'apposition souvent renouvelée de la glace dans une vessie sur le sommet de la tête, les bains de pieds irritans, l'application de sangsues à la racine du nez, aux narines, sur le trajet des veines jugulaires, et, d'après *Morgagni*, des ventouses scarifiées à la partie postérieure du col, sur les os occipitaux. Les émissions sanguines sont les moyens les plus actifs et les plus appropriés qu'on puisse mettre en usage contre l'apoplexie; si le malade était affecté en même temps d'une duodénite, il faudrait appliquer des sangsues à l'épigastre. Les médecins physiologistes rejettent généralement l'emploi du tartre stibié dans le traitement de cette maladie ; ils ont remarqué que ce sel rougissait la langue, excitait la fréquence du pouls et annullait le bon résultat obtenu des émissions sanguines. Les émétiques ont eu principalement de la vogue, lorsqu'on prétendait distinguer l'apoplexie en *sanguine* et en *séreuse ;* mais comme ce sont toujours des modes de l'irritation du cerveau, le même traitement leur est applicable : les lavemens purgatifs peuvent exciter une dérivation salutaire, et on conseille de les faire administrer au malade quand le gros intestin n'est pas enflammé. Lorsque la stupeur est dissipée, le traitement doit alors être dirigé contre l'épanchement et contre la paralysie consécutive.

## *De la Paralysie.*

La paralysie consiste dans la perte des mouvemens, et quelquefois de la sensibilité des parties qui en sont le siége ; elle dépend soit de la compression, de la désorganisation d'un ou de plusieurs points de l'encéphale, soit d'une altération profonde des nerfs eux-mêmes ; les causes générales d'excitation du cerveau, qui d'abord déterminent des convulsions, altèrent bientôt la substance cérébrale, et aux mouvemens convulsifs succède la paralysie, c'est-à-dire la diminution marquée, ou l'abolition totale de la faculté de sentir et de réagir volontairement; ainsi, les sensations ne peuvent plus être transmises au cerveau, et celui-ci ne peut plus commander les mouvemens, ou bien une de ces facultés est anéantie, quoique l'autre persévère, de manière qu'il peut y avoir paralysie du mouvement, sans perte de sensibilité, et la sensibilité est quelquefois totalement éteinte, lorsque la motilité subsiste encore : ce dernier phénomène est beaucoup plus rare.

D'après des expériences de M. *Magendie*, il paraîtrait que les racines postérieures des nerfs rachidiens président à la sensibilité, et les antérieures aux mouvemens musculaires; ces expériences prouvent, suivant M. *Broussais*, que les unes se rendent à la peau, les autres aux muscles, sans qu'on puisse en conclure que les nerfs du mouvement diffèrent de ceux du sentiment, puisque la nature se sert indistinctement, en mille endroits, des mêmes nerfs pour l'un et pour l'autre; l'idée de deux fluides nerveux est donc hypothétique. M. *Lallemand* ne pense pas que les nerfs qui vont à la peau et aux muscles, soient d'une nature différente ; il attribue la persistance de la sensibilité sur la motilité, au degré de l'affection cérébrale ; il fait observer que les mouvemens musculaires sont le produit d'un acte spontané du cerveau, tandis que l'impression qui lui est transmise, est indépendante de la volonté, et n'exige pas de la part de l'organe un acte spontané d'action. D'après ce professeur, la perte de la sensibilité accompagne la paralysie complète des mouvemens musculaires, lorsque l'altération organique est très-considérable. Cette opinion paraît être en rapport avec la généralité des faits ; mais comment expliquer les pertes partielles de sensibilité de la peau, sans paralysie des muscles, et comment se fait-il qu'on n'ait pas toujours trouvé des altérations profondes dans la substance cérébrale ? il reste donc encore beaucoup à faire pour éclairer cette question. En général, la paralysie des mouvemens musculaires laisse subsister la faculté de sentir, et quand cette faculté s'anéantit, les symptômes cérébraux augmentent ordinairement d'intensité, la perte des mouvemens devient plus complète, plus profonde, et l'altération cérébrale fait des progrès ; nous croyons devoir réunir ces deux variétés et les confondre sous le nom générique de paralysie.

Cette maladie ou cette névrose passive peut affecter tous les muscles du domaine de la vie de relation qui reçoivent leurs nerfs du système cérébro-rachidien, tandis que les muscles viscéraux, animés par les nerfs ganglionnaires, sont à l'abri d'une perte de mouvemens complète; un des côtés du corps peut en être atteint, c'est l'hémiplégie; la paraplégie affecte les extrémités abdominales, l'hémiplégie croisée occupe en même temps le bras, d'un côté, la cuisse, et la jambe de l'autre; la paralysie peut également être bornée au bras, à la jambe, à un faisceau musculaire et même à un seul muscle, comme on l'observe souvent pour le deltoïde. Dans tous les cas, la paralysie est complète ou incomplète, c'est-à-dire que le malade peut encore se livrer à quelques mouvemens, ou bien qu'il y a impossibilité absolue d'agir et de sentir, alors les membres paraissent être privés de vie. Les douleurs vives des nerfs, les névralgies, déterminent souvent la perte des mouvemens musculaires qui succède à l'exaltation vitale morbide; alors les membres maigrissent, s'atrophient, s'infiltrent, sans d'ailleurs qu'on remarque de lésion dans les facultés affectives et intellectuelles. Les muscles sont quelquefois frappés de paralysie, sans qu'il se soit développé antérieurement dans la substance nerveuse et dans le cerveau, un état d'irritation manifeste. Quelle peut être la cause de cette névrose passive? dépend-elle de l'irritation, quoique le malade n'ait éprouvé ni douleurs ni convulsions? M. *Broussais* le pense, parce qu'il faut toujours l'intervention de ce phénomène pour produire la compression ou la désorganisation du cerveau, de la moelle ou d'un tronc nerveux; il dit qu'il n'y a que les paralysies par section ou par ligatures des nerfs qui fassent exception à cette loi, encore l'exception n'est qu'apparente; car, toujours d'après M. *Broussais,* l'instrument qui coupe ou qui serre le nerf, est un agent d'irritation, et si son effet était incomplet, il produirait des phénomènes de névroses actives des plus prononcés.

La paralysie dépend d'une altération de la substance cérébrale ou d'une lésion idiopathique d'un tronc nerveux; lorsque les facultés intellectuelles sont intactes, qu'il n'existe aucun symptôme d'irritation cérébro-rachidienne, il est évident que l'affection morbide est locale; le diagnostic est encore plus certain, si la névrose passive a été précédée de douleurs et de convulsions. Il peut néanmoins y avoir de l'incertitude, quand une paralysie se développe tout-à-coup dans quelques muscles ou dans un seul, sans phénomènes d'irritation locale ou cérébrale.

Les causes les plus ordinaires de la paralysie sont l'état d'irritation de l'encéphale et de ses dépendances; l'*hémiplégie* qui est la plus fréquente de toutes, se développe quelquefois lentement, et alors elle est précédée de sentimens de picotemens, de fourmillemens dans les muscles, ou elle survient tout-à-coup à la suite d'une hémorragie cérébrale, et affecte le côté opposé à l'altération ou à l'épanchement; cette différence entre le siége du mal et les phénomènes morbides, tient à l'entrecroisement des nerfs, au moyen duquel les cordons nerveux de l'hémisphère gauche de l'encéphale se distribuent à droite, et *vice versâ*. L'engorgement des vaisseaux et la compression occasionnent une hémiplégie momentanée, qui cède promptement à une déplétion des vaisseaux sanguins; quand, au contraire, elle est précédée de symptômes de l'inflammation des membranes ou de la pulpe cérébrale, qu'il y a épanchement séreux, sanguin ou purulent dans un des hémisphères, elle est d'une guérison très-longue et très-difficile; mais, lorsqu'elle se déclare lentement à la suite de violens maux de tête, de céphalalgie continuelle, de mouvemens spasmodiques, l'encéphalite chronique a produit une désorganisation quelconque, un ramollissement partiel, la production d'un tubercule, alors l'hémiplégie annonce un état fort grave du cerveau, une profonde altération de la substance cérébrale, contre lesquels les puissances de l'art viennent échouer. L'inflammation de l'arachnoïde ou du cerveau détermine souvent des mouvemens convulsifs, des symptômes de tétanos, des phénomènes spasmodiques avant, pendant ou après le développement de l'hémiplégie, suivant que l'hémorragie cérébrale est précédée, accompagnée ou suivie d'inflammation de l'hémisphère déjà malade, ou de celui qui n'a pas été encore atteint. L'hémiplégie affecte, en général, plus profondément le membre thoracique que le membre pelvien, et lorsque le malade est assez jeune pour que la résorption du fluide épanché puisse se faire, le rétablissement des mouvemens commence ordinairement par la jambe et la cuisse.

D'après les recherches des nouveaux expérimentateurs, on connaît mieux maintenant le siége des paralysies qui proviennent de l'altération encéphalique; on croit que la lésion des corps striés et des fibres du lobule antérieur, détermine la paralysie de la jambe, que la lésion des couches optiques et des fibres du lobule postérieur produit la paralysie du bras. Lorsque les recherches des anatomo-pathologistes auront confirmé, sanctionné les résultats qu'ont déjà obtenu MM. *Foville, Pinel Granchamp* et *Serres*, on pourra apprécier au juste la partie du cerveau lésée non-seulement dans l'hémiplégie, mais dans la paraplégie, dans les paralysies croisées, et même dans celle de quelques faisceaux musculaires.

La *paraplégie* se développe ordinairement à la suite des lésions extérieures sur le rachis, et de toutes les causes qui provoquent une irritation et une altération de la moelle épinière. Les extrémités paralysées maigrissent, s'atrophient, et le malade ressent dans la partie de la moelle épinière qui est affectée, des douleurs plus ou moins vives; on n'observe d'ailleurs aucun symptôme d'irritation cérébrale, et les facultés intellectuelles sont intactes. Lorsque la paraplégie dépend de l'irritation et de l'hémorragie de l'encéphale, les symptômes propres à ces affections indiquent suffisamment le siége de la paraplégie consécutive.

Il existe encore un autre ordre de paralysies: celles-ci sont intermittentes et proviennent d'une congestion du cerveau, que provoque l'irritation périodique des organes de la digestion;

elles sont symptomatiques, elles se développent et disparaissent sous l'influence de l'irritation morbide primitive. Lorsque les inflammations des organes de la digestion agissent avec une certaine violence sur l'appareil encéphalique, nous avons déjà vu qu'elles donnent naissance à divers phénomènes morbides, tels que le délire, les convulsions, les accès de tétanos, etc. Elles peuvent développer également des paralysies partielles : les gastro-entérites intermittentes et même les gastro-entérites, duodénites continues, assez intenses pour provoquer des fortes congestions sanguines dans l'encéphale, détruisent quelquefois momentanément la faculté de sentir et d'agir. Ces symptômes sont en général peu redoutables, lorsqu'on se rend maître de la phlegmasie intestinale, et ils disparaissent ordinairement avec la cause qui les a fait naître.

Frappés de l'asthénie musculaire, les médecins firent les mêmes raisonnemens pour la paralysie que pour les convulsions; ils n'aperçurent que la faiblesse, la débilité locales, et ne tinrent aucun compte de l'irritation des organes; on donna le conseil de stimuler *intus et extra*, d'administrer les toniques, les excitans généraux, jusqu'à ce que M. *Broussais*, puis M. *Lallemand*, aient démontré et prouvé que la paralysie se ralliait toujours à l'irritation, et qu'elle réclamait, au moins dans le commencement, le traitement anti-phlogistique.

Puisque l'irritation d'un tronc nerveux, du cerveau, de la moelle épinière, les épanchemens, les désorganisations, sont les causes qui anéantissent la motilité et la sensibilité, le médecin doit d'abord chercher à connaître le siége précis de l'affection morbide, pour employer convenablement un traitement rationnel et perturbateur; la maladie sera au reste d'autant plus curable, qu'elle sera moins ancienne; il est évident qu'une irritation prolongée, qui aura désorganisé quelques points du cerveau ou du rachis, enlèvera tout espoir de guérison possible, c'est donc à prévenir de pareils désordres que le médecin doit s'attacher. Toute paralysie récente exige l'emploi des moyens propres à combattre l'irritation du nerf, de la moelle, ou du cerveau; ces moyens sont les saignées générales et locales plus ou moins abondantes, suivant l'état du malade, un régime doux, léger, et la soustraction de toutes les causes d'excitation physiques et morales. Après avoir combattu, à l'aide du traitement anti-phlogistique, l'érection vitale morbide, on conseille de passer à l'emploi des stimulans appliqués à l'extérieur : tels sont les bains chauds, les rubéfians, les vésicatoires, les moxas, les cautères, les sétons, etc. On frictionne les membres avec l'ammoniaque, les huiles essentielles, les teintures alcooliques aromatiques ; on recommande également les douches, les bains d'eaux thermales, les bains gélatineux aromatiques, qui jouissent de la propriété de retarder l'atrophie des membres ; on passe des sétons, on brûle des moxas, on ouvre des cautères à la nuque, sur le rachis, pour exciter une révulsion favorable et pour faciliter l'absorption et diminuer la compression ; on recommande en même temps d'entretenir la circulation dans les muscles, au moyen de cataplasmes aromatisés, et par l'immersion du membre dans l'eau chaude, dans les bains de marc de raisin. Comme la plupart des paralytiques ont beaucoup de vigueur, et qu'ils présentent des pulsations artérielles pleines et fortes, la saignée est encore indiquée pour prévenir de nouvelles congestions et favoriser le traitement extérieur. On conseillait autrefois l'électricité et le galvanisme ; ces moyens thérapeutiques ont rarement produit de bons effets, et sont tombés dans l'oubli, parce qu'on les mettait de suite en usage afin de remédier à l'asthénie musculaire, avant d'avoir combattu les irritations et les phlegmasies. Des médecins physiologistes ont de nouveau tenté l'action de ces agens appliqués d'une manière plus rationnelle. Les malades, convenablement préparés, ont été soumis à l'électricité, dont l'action stimulante ranime la vitalité dans les parties paralysées, excite des mouvemens convulsifs qui tendent à rappeler peu à peu les mouvemens volontaires; nous avons vu chez M. *Sarlandière*, plusieurs personnes traitées par l'*électro-puncture*, qui assuraient éprouver déjà une amélioration sensible, depuis qu'elles avaient eu recours à l'action de ce nouveau moyen thérapeutique. Nous avons nous-même soumis plusieurs de nos malades à l'influence de l'électro-puncture; mais, soit que nous n'ayons eu à traiter que des vieillards frappés d'hémiplégie, soit que ces affections fussent fort anciennes, nous n'avons obtenu aucun résultat satisfaisant des commotions électriques les plus faibles, comme des plus fortes. On conçoit néanmoins qu'il soit possible de réussir sur les sujets jeunes, lorsque la paralysie dépend d'une affection locale d'un nerf. Mais dans le cas d'hémiplégie par hémorragie cérébrale, il est difficile d'espérer le retour de la motilité, à moins que l'action des autres agens thérapeutiques ne favorise en même temps la résorption du fluide épanché.

Quant au traitement intérieur, la médecine physiologique conseille l'usage des adoucissans, d'un régime doux, et bannit, dans la majorité des cas, les stimulans, qui sont presque toujours inutiles et souvent dangereux. Les auteurs recommandent l'usage intérieur de l'infusion d'arnica, dont l'action est nulle, des eaux minérales, qui stimulent l'estomac et l'encéphale, et disposent à de nouvelles attaques, du quinquina, du camphre et de beaucoup d'autres toniques et excitans, dont le moindre défaut est de n'exercer aucune action sur la paralysie. On a mis en vogue, depuis quelques années, la teinture alcoolique de noix vomique : cette substance agit sur le cerveau, le stimule fortement, et détermine des mouvemens convulsifs. La plupart des médecins physiologistes ont abandonné l'usage de ce poison, parce que son mode d'action est empirique, et qu'il a déjà occasionné des accidens très-graves.

Les paralysies intermittentes qui accompagnent les gastro-entérites continues ou par accès, ne réclament pas d'autres modificateurs que ceux employés pour combattre les phlegmasies qui les ont produites.

---

## *De la Rage.*

Quoique la rage ne soit ni une névrose, ni même une simple inflammation du cerveau, nous avons profité de ce que M. *Pinel* l'a classée au nombre des maladies nerveuses, pour en esquisser le tableau, et faire connaître le point de vue sous lequel la médecine physiologique envisage cette maladie.

On désigne sous le nom de rage une maladie provoquée chez les animaux par l'action de causes irritatives portée sur l'encéphale, sur l'estomac, la gorge, les voies aériennes, et sur le systême nerveux : et chez l'homme, par la morsure d'animaux enragés, lorsqu'une portion de la peau privée d'épiderme se trouve en contact avec la bave des animaux du genre *canis* et *felis*. S'il faut en croire les auteurs, on a observé des développemens spontanés de la rage sur des hommes qui n'avaient point été mordus. On dit même que des hommes transportés de fureur ont fait des morsures qui ont occasionné la rage, et qu'ils l'ont éprouvé eux-mêmes. On a également remarqué que les morsures des animaux excités à outrance ont communiqué cette maladie.

Lorsqu'elle est spontanée, elle se déclare immédiatement après l'action de la cause qui lui a donné naissance, et quand elle provient d'une morsure, l'invasion de la maladie n'a pas ordinairement lieu avant le trentième ou le quarantième jour; le développement est d'ailleurs favorisé par les affections vives de l'âme, les excès de table, les travaux pénibles, etc. Des médecins ont vu la rage se manifester beaucoup plus tard : deux, quatre, six mois, et même plusieurs années après les morsures; mais les faits que rapportent *Bauhin, Nours, Chirac* et autres, ne sont pas tous authentiques. Ces observations ont fait penser à quelques médecins que la rage était le fruit d'une imagination alarmée, et que le virus rabieux n'exerçait aucune influence sur les organes et les viscères; mais on a opposé à cette manière d'envisager la maladie, des faits concluans en faveur du virus. Les enfans qui n'éprouvent pas les effets de la peur ou de la crainte, ne succombent pas moins à des accès de rage, lorsqu'ils ont été mordus; on conçoit, d'ailleurs, difficilement, que l'effroi et la terreur puissent, seuls, donner naissance à une affection aussi formidable. Un jeune homme de nos amis, naturellement pusillanime, introduisit sa main, à plusieurs reprises, dans la gueule d'un chien de chasse qu'il aimait beaucoup, pour lui enlever une bave gluante dont elle était remplie. Cet animal, déjà malade, ne fit aucun effort pour mordre son maître; mais quelques jours après, le chien ayant éprouvé quelques symptômes alarmans, on eut l'imprudence de le faire tuer sans aucun autre examen. Le jeune homme se croit alors enragé; la fièvre s'allume, l'appétit se perd, la bouche et le gosier se dessèchent, il est atteint d'hydrophobie; il pleurt, gémit et pense qu'il va périr: c'est avec beaucoup de peine que nous parvinmes à le rassurer, en lui attestant qu'il ne pouvait pas être affecté de la rage, puisqu'il n'avait point été mordu. La diète, les boissons acidulées dissipèrent en peu de jours la légère irritation gastro-encéphalite que l'effroi avait déterminée.

Les symptômes précurseurs de la rage sont les suivans: sensation douloureuse, ressentie dans les parties mordues, qui deviennent rouges, livides, tuméfiées; douleurs qui, de la cicatrice, se portent vers la tête; tristesse; répugnance inexplicable à avaler des liquides; sommeil agité, troublé par des rêves effrayans: on observe également quelques symptômes d'irritation gastro-intestinale. A ces prodomes se joignent bientôt d'autres phénomènes distinctifs de cette affection. Le malade qui, jusqu'alors, n'avait éprouvé que de la répugnance pour boire, frissonne à la vue d'un liquide : si, pour étancher la soif qui le dévore, il approche le vase de ses lèvres, il le rejette avec effroi. Bientôt tous les corps blancs, polis, brillans, lui sont insupportables, et même lui inspirent de l'horreur : la vue de ces corps excite quelquefois des crispations, un serrement à la gorge, des convulsions ; les yeux deviennent rouges, enflammés, brillans, hagards ; il éprouve une ardeur considérable dans l'arrière-bouche, qui se remplit de salive ; une angoisse considérable à la poitrine, à l'épigastre, avec un serrement douloureux à la gorge : ce spasme et l'hydrophobie sont des symptômes caractéristiques de la rage bien développée. L'estomac s'échauffe, la langue rougit, les malades entrent alors fréquemment en fureur, et l'on assure qu'ils avertissent les assistans de se mettre en garde contre eux, quoique d'ailleurs rien ne soit plus rare que l'envie de mordre. L'irritation des viscères augmente progressivement, et détermine, chez les rabieux, des sensations intérieures auxquelles ils résistent d'abord, mais qui triomphent bientôt de leur volonté et de leur raison. Jusqu'alors il n'y avait pas eu encore de fièvre, mais les progrès de l'irritation l'allument bientôt : la chaleur de la peau devient très-forte, elle est humide et chaude ; la secrétion de la bile se fait avec abondance, et des vomissemens plus ou moins violens se manifestent ; la peau est très-sensible ; les organes génitaux sont fortement excités ; le sperme est secrété avec abondance, il y a même éjaculation : l'excès de sensibilité et de motilité épuise les malades, les jette dans une prostration extrême, et ce qui ajoute encore à leurs douleurs, lorsqu'ils n'ont point de délire, c'est de ne pouvoir pas s'abuser sur le sort qui les attend, et de voir la mort dans tout ce qu'elle peut avoir de plus hideux. Ils périssent presque tous dans les trois ou quatre premiers jours, à dater de l'invasion de l'hydrophobie. L'agonie est généralement précédée de la petitesse du pouls, qui, jusqu'alors, avait présenté de la force et de la roideur ; d'un affaiblissement de la voix, et du refroidissement de la peau. La mort arrive quelquefois pendant un accès, lorsque l'irritation générale a acquis son plus grand développement, et les malades succombent à l'asphyxie. Nous avons vu, à la Charité, un malheureux en proie à des accès de rage d'une violence excessive : indépendamment de l'horreur que lui faisait éprouver la vue des liquides, il ressentait à chaque instant un spasme du pharynx et du larynx tellement intense, qu'il ne pouvait plus respirer; sa figure devenait rouge, noire; ses lèvres bleues; ses yeux semblaient être poussés hors des orbites : dans cet état d'angoisse, dont la durée était d'une à trois minutes, il éprouvait de violentes convulsions. Ce malheureux ne cherchait pas à mordre les élèves qui l'entouraient, et répondait, dans les momens de calme, à toutes les questions qui lui étaient adressées. Il périt trente heures après l'invasion de la maladie, présentant l'affreux tableau d'un homme qu'on strangulerait.

Le pronostic d'une aussi effrayante maladie est constamment fâcheux, il doit être néanmoins porté d'après l'intensité des symptômes; plus les accidens sont fréquens et rapides, plus le danger est grand; l'horreur que ressentent les malades pour les liquides, indique un haut degré d'irritation dans l'estomac et dans la gorge. Lorsque les morsures ont été profondes et multipliées, et qu'elles ont été faites près des foyers viscéraux, le danger est encore beaucoup plus grand; en général, on ne peut pas échapper à la rage, quelles que soient les précautions qu'on prenne, quand les symptômes sont bien développés : la maladie est alors considérée comme mortelle, quoiqu'on ait quelques exemples fort rares de guérison.

Il résulte des recherches de *Morgagni*, *Boerhaave*, *Van Swieten*, *Bruce* et de beaucoup d'autres, sur les cadavres, que la substance cérébrale et la moelle épinière ont offert des traces d'inflammation, d'engorgement sanguin, etc.; les poumons ont été trouvés gorgés de sang, emphysémateux, etc.; la gorge, l'œsophage, l'estomac et les intestins ont présenté les traces d'inflammation, ainsi que la vessie et les organes sexuels.

D'après l'état des viscères après la mort, et les symptômes morbides pendant la vie, il est impossible de méconnaître le caractère inflammatoire de cette maladie, qu'elle soit d'ailleurs l'effet de l'absorption d'un virus *sui generis*, hypothèse la plus probable, ou qu'elle ait été déterminée par l'irritation des nerfs des parties blessées, puis des centres nerveux. Les symptômes morbides ne dépendent pas moins d'une inflammation du cerveau d'abord, et puis ensuite des principaux foyers viscéraux.

Les moyens thérapeutiques mis en pratique pour empêcher le développement de cette maladie, ou pour dissiper les symptômes morbides, squ'elle est développée, constituent deux traitemens : l'un préservatif, l'autre curatif; le premier, expressément recommandé, est celui qui présente le plus de certitude; il consiste dans la cautérisation des plaies. On espère, à l'aide de ce moyen, détruire le virus, empêcher son absorption et le développement consécutif de la rage. Pour pratiquer cette opération, on incise d'abord la plaie, on la fait abondamment saigner, puis on applique dans l'intérieur, après avoir épongé le sang, un fer rougi à blanc; mais comme il n'est pas toujours facile de se servir du fer, par rapport à la profondeur des morsures, on emploie alors le chlorure d'antimoine liquide porté sur toute la surface de la plaie, à l'aide d'un pinceau ou au moyen d'un bourdonnet de charpie enduit du caustique. Ce mode de cautérisation pourrait avoir cependant des inconvéniens près des parties abondamment pourvues de gros nerfs et de vaisseaux considérables, en raison de la liquidité de la substance corrosive qui pourrait les atteindre; les autres caustiques, tels que le nitrate d'argent et les acides concentrés, n'exercent point une action assez énergique pour qu'on puisse les mettre en usage sans inquiétude. Quand la morsure a été faite sur une partie qu'on peut amputer, il faut la retrancher ; l'ablation est encore plus préservative que la cautérisation; lorsque l'appareil est levé, on applique un large vésicatoire sur l'escarre, et on favorise la suppuration pendant plusieurs semaines ; on prescrit en même temps les bains généraux, les bains de vapeurs, et on recommande aux malades de ne pas faire usage d'alimens et de liquides stimulans : c'est à l'aide de ces moyens appliqués sans retard, qu'on prévient le développement de la maladie.

Mais lorsque la rage est déclarée, on saigne généralement jusqu'à défaillance, on donne ensuite l'opium et les autres narcotiques à doses pressées, on cherche à exciter une abondante diaphorèse, au moyen de l'ammoniaque ou de l'eau de Luce administrées à l'intérieur et associées aux bains ; le proto-chlorure de mercure, l'acide hydro-cianique, les frictions mercurielles, le camphre, le sulfure de potasse, la valériane, etc., etc., n'ont jamais produit d'effet satisfaisant. On a remarqué cependant que les érysipèles provoqués au moyen des rubéfians, que les éruptions développées par les diaphorétiques et les excitans cutanés, avaient produit de l'amélioration dans l'état des malades ; on a tenté, à Paris, d'injecter de l'eau dans les veines, mais on n'a pas obtenu de succès, soit parce qu'on en avait trop injecté, soit parce qu'on n'avait pas combattu assez énergiquement les phlegmasies intérieures. Après l'emploi des moyens rationnels, on en a proposé de plus absurdes les uns que les autres, de faire détonner de la poudre à canon sur les plaies, de soumettre le malade à la morsure de la vipère, de l'exposer à l'asphyxie par le charbon, et mille autres pratiques aussi ridicules; M. *Salvatori* conseille d'ouvrir, le neuvième jour, les pustules qui, à ce qu'on assure, se forment sur le frein de la langue, de faire laver la bouche avec de l'eau salée et de faire prendre ensuite en décoction le *genista tinctoria*. On ne sait encore rien de positif sur ces pustules, que tous les médecins qui ont observé la rage, n'ont point aperçues. En résumé, on a obtenu quelques succès de l'usage des saignées générales, sinon pour dissiper, au moins pour calmer la violence des symptômes morbides.

M. *Broussais*, d'après l'état inflammatoire des principaux organes, conseille, dans le cas où le malade est fort et pléthorique, une saignée générale abondante, ensuite les saignées locales pratiquées sur les foyers de l'irritation, au col, à la gorge, sur l'épigastre, à la poitrine; si la déglutition devient plus facile, de faire avaler au malade de l'eau froide, de le plonger ensuite pendant quelques instans dans de l'eau également froide, et de le couvrir aussitôt après, d'épaisses couvertures, pour exciter une révulsion sur la peau, ou bien encore de le placer dans un bain de vapeurs ; M. *Broussais* pense que l'application des sangsues peut devenir encore nécessaire, ainsi que l'usage de la glace sur la tête, et c'est après cette débilitation primitive, qu'il conseille l'emploi des narcotiques, ainsi que l'injection de l'eau à petites doses dans les veines.

# TROISIÈME PARTIE.

## DES IRRITATIONS DES NERFS SPLANCHNIQUES AVEC OU SANS INFLAMMATION.

Les viscères contenus dans les cavités de l'abdomen et du thorax jouissent d'une action indépendante de la volonté. Ils doivent cette faculté aux nerfs ganglionnaires, qui forment par leur réunion un système nerveux à part, dont la destination est de présider à toutes les fonctions viscérales, de les régulariser, de les associer les unes aux autres, de manière à ce qu'il y ait entre elles une communauté d'actions et de réactions.

Les viscères qui préparent les matériaux de la nutrition, et qui les répandent ensuite par mille canaux dans toutes les parties de l'organisme, sont en général circonscrits dans le domaine du grand sympathique, et sont affranchis, quant à leur mode d'action, de l'influence du cerveau; tels sont l'estomac, les intestins, le cœur, etc.; mais les organes qui reçoivent des nerfs splanchniques et des nerfs cérébro-rachidiens considérables sont placés sous la dépendance de ces deux systêmes sensitifs : la volonté peut alors disposer des viscères, tant que ceux-ci ne sont pas forcés à des mouvemens impérieux; autrement, le besoin instinctif l'emporte, et les viscères triomphent, comme on le remarque pour l'accouchement, le vomissement, le besoin de la respiration et dans une infinité d'autres actes dont le moi peut bien retarder l'accomplissement, mais qu'il ne peut pas empêcher.

Lorsqu'une irritation morbide se développe dans les appareils viscéraux, elle ne se borne pas seulement aux nerfs splanchniques, les sympathies l'irradient sur le cerveau et dans le systême nerveux musculaire, d'où résultent des spasmes, des convulsions générales ou partielles; l'irritation des nerfs viscéraux est donc associée à l'irritation des nerfs de relation, de manière que les névroses intérieures sont toujours accompagnées de phénomènes de relation d'autant plus intenses, que l'affection viscérale est plus vive.

Les irritations nerveuses splanchniques sans inflammation ne sont pas aussi communes qu'on le pense vulgairement, et les auteurs ont généralement pris pour telles, les désordres locaux et sympathiques que les phlegmasies viscérales déterminent; l'erreur n'eut peut-être pas été comise, si les nerfs ganglionnaires eussent joui d'une sensibilité analogue à celle des nerfs cérébraux; mais cette identité n'existe point et ne peut pas exister, autrement les fonctions seraient troublées à chaque instant; aussi l'auteur de toutes choses a-t-il voulu qu'elles s'exécutassent sans que l'homme puisse en avoir la conscience. Les phlegmasies de ces organes, en raison de cette modification de la sensibilité, ont dû revêtir une physionomie particulière dont on se serait aperçue, si on n'avait pas pris pour type de toute inflammation les quatre symptômes, douleur, rougeur, chaleur, tumeur; mais comme ces caractères manquent souvent dans les phlegmasies intérieures, on n'a point rallié les symptômes organiques et sympathiques à l'irritation des organes, et on a créé des maladies essentielles, c'est-à-dire existant par elles-mêmes: cette erreur a été commise pour les phlegmasies aiguës viscérales, dont on a fait des maladies primitives, pour les phlegmasies chroniques qu'on a transformées en débilité, en vice organique, ou en névrose lorsque l'irritation inflammatoire développée chez un sujet névropathique s'accompagnait d'une exaltation locale et générale du système sensitif.

Mais les viscères, sous l'influence des stimulans, ne passent pas constamment à l'état inflammatoire; ils peuvent acquérir un degré d'irritabilité et de sensibilité qui les rendent des foyers d'irritation d'où partent des irradiations sympathiques d'autant plus redoutables, que les organes les plus nerveux des cavités splanchniques partagent bientôt l'état du viscère primitivement affecté, et de telle manière, que l'irritation des organes secondaires, même de la matrice, influence d'abord les principaux viscères avant d'ébranler le centre de perception. Ce concensus d'actions dépend de la solidarité de ces organes tous intimement unis par le même système nerveux, le grand sympathique.

Si on examine la succession des phénomènes et des changemens locaux qui surviennent dans les viscères affectés d'irritation nerveuse, on remarque que cette irritation devient, dans un temps plus ou moins long, inflammatoire; en effet, ces organes ne contiennent pas seulement la matière nerveuse, ils ont également divers ordres de vaisseaux rouges et blancs, et c'est la fusion de ces parties qui constitue la trame de l'organe. Il est difficile de concevoir que l'irritation puisse constamment persévérer sur une des parties constituantes, sans que les autres ne partagent bientôt l'état morbide, lorsque les modificateurs stimulans sont sans cesse en action sur elles et exaltent constamment leur vitalité. Aussi remarque-t-on que les névroses qui ne sont pas assez violentes pour déterminer de grands troubles nerveux, l'asphyxie ou une congestion cérébrale, deviennent mortelles par l'inflammation consécutive et la désorganisation rouge et blanche. Les palpitations nerveuses habituelles conduisent à la phlegmasie, à l'hypertrophie du cœur; l'hystérie produit également l'inflammation et la désorganisation de la matrice, etc. Le raisonnement justifie donc cette manière d'envisager la marche des névroses viscérales, et l'examen des cadavres la sanctionne.

En définitive, la plupart des névroses viscérales des auteurs dépendent de l'inflammation aiguë, subaiguë, chronique, pyrétique ou apyrétique : l'irritation peut néanmoins être essentiellement nerveuse; mais quand elle se prolonge, elle devient ordinairement inflammatoire; toutes ces névroses sont actives; elles ne peuvent être passives que dans ceux de ces organes où prédominent les nerfs cérébro-rachidiens. La paralysie complète de l'estomac, des intestins, des poumons et du cœur n'est autre chose que la mort.

## DES IRRITATIONS DES ORGANES DIGESTIFS ET DE LEURS ANNEXES, AVEC OU SANS INFLAMMATION.

### *Névroses du Pharynx et de l'Œsophage.*

Le pharynx, placé sur les limites de la vie organique et de la vie animale, reçoit des nerfs du grand sympathique et du cerveau; il est donc passible de la névrose active et passive; l'irritation nerveuse accompagne toujours la pharyngite aiguë; mais lorsqu'elle ne dépend pas d'une inflammation locale, elle est alors symptomatique d'une excitation ou de la phlegmasie de l'encéphale et des viscères abdominaux. Les passions fondées sur la douleur, lorsqu'elles sont sans réaction, déterminent presque constamment la constriction spasmodique du pharynx, et les personnes affectées de ces passions ressentent une augmentation de sensibilité; elles éprouvent également des mouvemens instinctifs qui tendent à faire cesser le spasme. Dans la peur, la crainte, l'effroi, la tristesse, l'humiliation, le cœur est serré, le pharynx est constringé de manière que la circulation et la respiration se font difficilement; ces effets sont symptomatiques de la stimulation cérébrale; ils persévèrent autant qu'elle persiste; mais le spasme est de suite rompu et l'angoisse cesse tout-à-coup s'il y a réaction. Les femmes, et en général les névropathiques, éprouvent facilement, à l'occasion de causes très-légères, ces phénomènes, dont ils augmentent l'intensité et la force en fixant avidement leur attention sur ces désordres nerveux.

La névrose passive, la paralysie, est possible dans le plan musculaire du pharynx, parce qu'il reçoit de nombreux filets nerveux du cerveau. Elle annonce toujours un état fort grave, puisqu'elle provient alors d'une affection cérébrale, avec épanchement, compression à la base de l'encéphale; la difficulté d'avaler sans douleur ne provient point alors de la roideur tétanique des fibres musculaires, mais de leur paralysie. Le pharynx ne pouvant plus se contracter, le bol alimentaire ne peut plus franchir l'isthme du gosier, et ne pénètre pas dans l'œsophage. Les signes de la compression cérébrale servent de plus à établir le diagnostic de l'affection morbide.

L'œsophage, sous l'influence des mêmes causes, entre facilement dans un état spasmodique, en même temps que le pharynx, dont il est une continuité, seulement la dysphagie ou la difficulté d'avaler est toujours le produit d'une névrose active. Quant à la paralysie, elle n'est pas possible dans ce conduit, qui reçoit une grande quantité de filets nerveux, provenant des nerfs ganglionnaires. Si le bol alimentaire ne pénètre pas dans l'estomac, la paralysie n'en est pas la cause : c'est l'inflammation chronique de ce tube qui a épaissi, engorgé, et même désorganisé le tissu membraneux, de manière que l'aliment ne peut vaincre l'obstacle qui lui est opposé. D'autrefois la substance alimentaire avalée par gloutonnerie ne peut descendre dans l'œsophage, parce que son volume n'est pas proportionné à l'ouverture du conduit. L'effet est alors mécanique, et il n'y a rien de nerveux dans ce phénomène.

Ces névroses, active ou passive, n'exigent, au reste, d'autres traitemens curatifs que ceux dirigés contre les affections morbides dont elles sont un des symptômes.

---

### *De la Gastrite chronique et de l'Irritation nerveuse de l'Estomac.*

Avant les travaux de M. *Broussais*, l'inflammation aiguë du canal digestif n'ét connue des médecins, qui firent tous, dés rentes nuances de la gastro-entérite, autan fièvres essentielles primitives, existant par e mêmes, et n'ayant aucun siége. Quant aux phleg masies chroniques des mêmes viscères, on commença seulement à se douter de leur existence, à étudier leurs symptômes, et les sympathies qu'elles développent, quelques années après la publication de l'histoire *des phlegmasies chroniques.* Jusqu'alors, les phénomènes de la gastrite et de l'entérite chroniques étaient rapportés à un état d'atonie, de faiblesse de la membrane muqueuse gastro-intestinale. On prétendait alors remédier à l'asthénie des muscles, à la pâleur de la peau, à la langueur générale, au moyen des stimulans, des toniques fixes ou diffusibles. On voulait dissiper les pertes d'appétit, la saleté de la langue, les vomissemens, à l'aide des émétiques, des purgatifs, et lorsque la phlegmasie chronique développait des symptômes nerveux très-saillans, on ne tenait aucun compte de l'irritation : la maladie était regardée comme nerveuse, et pour dissiper la névrose, on mettait en usage les sédatifs du système nerveux, sans qu'on s'occupât, d'ailleurs, de l'action de ces médicamens sur la muqueuse gastrique déjà irritée. Enfin, suivant la doctrine ou l'empirisme du médecin, on administrait les anti-spasmodiques, les calmans, les évacuans, les toniques, les stimulans, jusqu'à ce que l'estomac, fatigué des stimulations continuelles qu'on y excitait, développât des réactions favorables, propres à rétablir l'équilibre, ou que l'irritation, en se fixant avec plus d'opiniâtreté sur les muqueuses digestives, produisît des désorganisations, des ulcérations, des squirrhes, des cancers, qui mettraient enfin un terme aux souffrances et à l'existence des malheureux abandonnés aux fausses doctrines, ou à l'aveugle empirisme des médecins d'autrefois.

Enfin, M. *Broussais* parut : il fit connaître la véritable nature de ces maladies, et renversa de fond en comble tout cet échafaudage d'erreurs qui avaient dominé pendant des siècles dans les écoles, et avaient acquis force de lois. Il prouva, comme on doit prouver en médecine, par le raisonnement, l'influence du traitement et l'ouverture des cadavres, que la plus grande partie des gastralgies, des gastrodynies, des pyrosis, des vomissemens spasmodiques, des dyspepsies, des boulimies, des coliques nerveuses, de plomb, etc., étaient fomentés, entretenus, produits par une inflammation, une ammation plus ou moins chroniques, ues ou apyrétiques du canal digestif. Les ènes nerveux furent considérés, pour le and nombre, comme symptômes de l'irón organique développée chez les personnes ht le système sensitif jouit d'une extrême irritabilité. Le traitement fut également mis en harmonie avec les théories nouvelles, et à l'usage d'une polypharmacie active et stimulante succéda l'emploi des antiphlogistiques, des émolliens, des adoucissans, des révulsifs et des légers anti-spasmodiques, à l'aide desquels on prévient la désorganisation, et on triomphe à la longue de toutes ces irritations, maladies les plus communes qui puissent affecter l'espèce humaine.

Cependant, l'estomac et les intestins ne sont pas constamment enflammés, et les modificateurs stimulans, lorsqu'ils n'ont point agi avec assez d'énergie pour développer l'inflammation des sens internes, se bornent quelquefois à irriter le système nerveux de ces organes, principalement chez les sujets très-irritables; il y a alors irritation nerveuse, qui s'élance toujours des organes le moins pourvus de nerfs, sur les viscères les plus nerveux, de manière que quelque puisse être le viscère irrité, l'estomac est toujours fortement ébranlé, et c'est alors seulement qu'on observe le jeu des sympathies dans les appareils de relation, c'est-à-dire des exagérations de mouvemens du système musculaire de la vie animale; mais les stimulations, comme nous l'avons déjà fait remarquer, ne peuvent continuer d'agir sur ces viscères, sans déterminer, dans un temps limité par la constitution, une phlegmasie plus ou moins chronique, phlegmasie qui donne encore aux symptômes nerveux une impulsion plus forte et plus intense. Les véritables névroses des organes gastriques, indépendantes de toute phlegmasie, naissent et se dissipent généralement en peu de temps, sous l'influence de l'exercice des facultés intellectuelles, des affections très-vives, des passions et de l'action de certains modificateurs; ainsi, le balancement, le jeu de l'escarpolette, la vue d'un animal hideux, et toutes les sensations douloureuses qu'on éprouve à l'épigastre dans certains troubles de l'âme, déterminent une constriction de l'estomac, le dégoût, des nausées, des vomissemens, phénomènes nerveux qui se dissipent conjointement avec la cause qui les a fait naître; si l'action de ces causes se répète souvent, la gastrite chronique finit toujours par se développer : l'estomac peut également être mis dans un état nerveux sympathiquement, lorsqu'un des organes placés sous la dépendance du grand sympathique, tels que les reins, l'utérus, sont irrités ou enflammés; ainsi donc, l'irritation nerveuse, primitive, des viscères digestifs, développe la gastrite ou l'entérite chroniques, ou bien elle est un des symptômes de la phlegmasie chez les personnes très-irritables; il est donc impossible, dans l'histoire des névroses du canal digestif, de les séparer des inflammations : ce sont différens anneaux d'une même chaîne qui ne peuvent être désunis, lorsqu'on veut étudier toutes les nuances, les formes, les divers modes de la souffrance des organes.

La *gastrite chronique* ne fait pas toujours suite à la gastrite aiguë dont elle diffère, en ce qu'elle présente moins d'intensité dans sa marche; les causes qui lui donnent naissance, sont toutes celles de l'état aigu; il n'y a de différence que dans le mode d'action et dans l'idiosyncrasie individuelle; les inflammations très-intenses de l'estomac, et en général de tous les organes, sévissent peu de fois dans le cours de la vie; tandis que les affections chroniques se développent, s'éteignent et reparaissent beaucoup plus souvent, de sorte que les mêmes causes qui ont déjà occasionné une irritation avec fièvre, ne déterminent plus bientôt que des irritations chroniques : ces causes sont les écarts de régime, les vicissitudes atmosphériques, les affections morales et le traitement stimulant et empyrique. Lorsque cette affection succède à une violente gastrite, les symptômes morbides s'apaisent peu à peu, mais ne disparaissent pas totalement; le malade recouvre l'appétit, mais il ne peut le satisfaire sans éprouver des rechutes; la bouche reste pâteuse, amère; la fièvre persiste encore, ainsi que la soif. Quand la gastrite chronique n'a point été précédée de l'état fébrile aigu, elle présente alors deux variétés fondées sur la présence ou l'absence de la fièvre; la première se rapproche de la gastrite ordinaire, elle est pyrétique; la seconde est sans symptômes fébriles, elle est apyrétique.

Dans la *gastrite chronique subaigue pyrétique*, la facilité de digérer est diminuée, ou bien la digestion des alimens ingérés le matin, se fait sans difficulté, mais l'estomac s'échauffe, s'irrite, et la digestion des alimens pris le soir devient laborieuse; d'autres fois, les malades ne ressentent aucun appétit, la soif les tourmente, ils digèrent avec lenteur, ils se plaignent de douleur à l'épigastre et d'une chaleur générale; d'autres fois, les alimens ne passent point et sont rejetés : cette nuance d'irritation gastrique ne reste ordinairement pas stationnaire, elle passe à l'état aigu ou devient tout-à-fait apyrétique.

La *gastrite chronique apyrétique* est donc la suite de la variété précédente, ou bien elle survient sans avoir été précédée d'aucun autre phénomène morbide; alors les malades n'éprouvent aucun appétit, ils vomissent leurs alimens, ou la digestion est extrêmement lente et douloureuse. Il est remarquable que les substances alimentaires les plus légères ne passent pas toujours aussi facilement que les substances excitantes, quoique d'ailleurs ces dernières augmentent toujours l'irritation morbide de l'estomac ; enfin, beaucoup de malades ne peuvent pas même digérer les alimens les plus légers. Ces affections, en général, ne parcourent pas une période déterminée; les vomissemens diminuent l'intensité des symptômes, mais ceux-ci reparaissent sous l'influence des modificateurs stimulans, des affections morales, des influences atmosphériques; le refroidissement de la température leur est favorable, la chaleur les ranime et les rappelle, et, quand la chronicité est très-prononcée, toutes les variations atmosphériques les exaspèrent. Lorsque la phlegmasie s'étend du point principalement affecté à toute la surface gastrique, le malade éprouve quelquefois un besoin très-vif d'alimens, c'est la boulimie des auteurs; s'il ressent une douleur à l'estomac, ordinairement au-dessous de l'appendice zyphoïde, c'est la cardialgie; d'autres fois, il éprouve une sensation d'ardeur brûlante dans l'estomac, qui suit le trajet de l'œsophage : à cette sensation succède une régurgitation d'un liquide sans saveur, sans odeur, quelquefois d'un acidité telle, qu'il semble brûler la gorge, c'est le pyrosis; chez d'autres, la digestion est lente, pénible, des gaz nombreux s'échappent par la bouche, c'est la dyspepsie. Ces symptômes ne sont point simplement nerveux, ils sont tous le produit de l'irritation qui développe la douleur, ralentit la digestion, engendre des gaz et altère la secrétion de la muqueuse gastrique. Pendant la durée de ces divers phénomènes, la langue présente dans les commencemens, de la rougeur, mais la prolongation de la maladie fait totalement disparaître cette sympathie organique; les urines sont rouges, concentrées, fétides, ammoniacales. D'autres phénomènes sympathiques se développent également pendant le cours de ces affections, et dépendent de l'irritation consécutive du cerveau; les personnes d'un tempérament lymphatique succombent aux altérations organiques, et ne deviennent point hypocondriaques, tandis que les malades dont le système nerveux est impressionnable, deviennent tous névropathiques, avant que la désorganisation ne soit consommée; dans tous les cas possibles, la membrane muqueuse, sans cesse irritée, se désorganise, elle se ramollit et s'ulcère, ou elle s'épaissit, s'engorge et devient squirrheuse.

L'irritation détermine des symptômes morbides différens, suivant la partie de l'estomac où elle prédomine. Si le cardia est enflammé, le malade ressent de la douleur au moment où le bol alimentaire franchit cette ouverture ; il éprouve une sensation de chaleur dans la gorge et dans le conduit œsophagien, et expectore, le matin principalement, une salive abondante ; à ces symptômes de la lésion locale, s'adjoint le développement de sympathies morbides, telles qu'une douleur à la partie moyenne gauche de la poitrine ou en arrière, vers l'omoplate gauche, ou bien encore une petite toux à secousses (*toux gastrique*), qui provient de l'extension, de l'irritation à la base du poumon du côté affecté. Lorsque l'inflammation prédomine vers le bas-fond, la douleur est plus profonde et correspond à la région de la rate; ce viscère est même souvent tuméfié. Quand la région antérieure de l'estomac est le siége de la phlegmasie, les sensations douloureuses se manifestent au-dessous du cartilage zyphoïde; le muscle droit se contracte, se roidit, lorsqu'on palpe cette région de l'abdomen, et le malade se plaint souvent d'une douleur au toucher : cette nuance de la gastrite correspond à la cardialgie, à la crampe d'estomac des auteurs. Quand l'inflammation siége dans la portion droite du ventricule près le pilore, ou à cette ouverture elle-même, alors la douleur est perçue au-dessous des côtes asternales droites; elle s'étend jusqu'à l'épaule du même côté, derrière les mamelles, dans le creux de l'aisselle et dans tout le côté droit de la poitrine : tels sont les différens points du ventricule où la phlegmasie a coutume de se développer; elle produit donc des phénomènes organiques et sympathiques dont l'examen permet au médecin de reconnaître la partie affectée et d'agir avec d'autant plus d'efficacité, qu'il applique ses moyens thérapeutiques, non-seulement sur l'organe, mais sur les points où l'affection morbide s'est particulièrement déployée : M. *Broussais* n'a donc pas fait seulement connaître la gastrite chronique, mais ce professeur a établi de plus ces distinctions entre les diverses gastrites partielles, distinctions si utiles au médecin pour le diagnostic, le pronostic et le traitement de ces maladies.

La gastrite chronique, qui rend en général les digestions pénibles et laborieuses, détermine également des nausées, des régurgitations, des vomissemens d'autant plus fréquens, que l'affection morbide siége au pilore. Quelques malades rendent alors leurs alimens par gorgée; d'autres les rejettent entièrement d'une seule fois. Dans le commencement de la phlegmasie du pilore, l'estomac repousse seulement la salive, dont la présence lui est désagréable, et conserve les alimens; pendant cette période, les malades ne maigrissent pas; mais bientôt les substances alimentaires elles-mêmes fatiguent le ventricule qui les rejette; d'autres fois elles séjournent pendant deux ou trois jours et ne sont repoussées que parce que l'ouverture inférieure ne veut pas leur livrer passage. Ce phénomène prouve évidemment que toutes les parties de l'estomac, excepté le pilore, sont saines; le séjour des alimens ne les irrite point, et s'ils sont rejetés, c'est par impossibilité de pouvoir franchir l'ouverture pilorique enflammée, engorgée, ulcérée ou squirrheuse. Parmi les gastrites partielles, celle qui occupe le bas-fond de l'estomac, est la moins dangereuse, elle cède plus facilement aux moyens de l'art, et développe en général peu de sympathies morbides; elle s'accompagne, du reste, comme toutes les autres, d'un goût détestable de pourri, de moisi, qui se fait sentir dans la gorge et dans la bouche. Lorsque ces inflammations chroniques, apyrétiques persévèrent, elles produisent toutes une désorganisation et la mort. Quelques malades périssent avec un squirre, qu'on peut quelquefois très-facilement sentir à travers les parois abdominales, quand il occupe la partie antérieure de l'estomac; d'autres deviennent hydropiques sans squirres, par extension de l'inflammation au péritoine; ceux-ci succombent à la violence des vomissemens; ceux-là meurent de faim et de consomption, ou bien, l'inflammation se déplace, envahit les intestins grêles et donne naissance à tous les symptômes de l'entérite chronique dont nous allons bientôt nous occuper.

Parmi les divers symptômes qui se développent pendant le cours des gastrites aiguës ou chroniques, il faut compter le *hoquet* habituel et *essentiel* des auteurs, qui consiste dans la contraction, brusque, spasmodique, involontaire et souvent répétée du diaphragme. Ce phénomène nerveux dépend, dans la majorité des cas, de l'inflammation de la membrane muqueuse gastro-intestinale ; on l'a observé également pendant la durée des phlegmasies pleurales et péritonéales. Cette contraction spasmodique survient encore sans inflammation ; elle paraît être l'effet des passions, des accès de colère et en général des fortes impressions, et rien ne prouve que, même dans ces circonstances, ce phénomène passager soit étranger à l'irritation nerveuse que le cerveau développe alors dans l'estomac ; mais dans tous les cas possibles, que le hoquet soit habituel ou passager, qu'il soit le produit d'une inflammation, d'un état nerveux de l'estomac ou d'un autre organe, c'est un symptôme et non pas une maladie.

La *Gastralgie* ou *cardialgie*, douleur d'estomac que *Sauvages*, *Sydenham*, *Hoffmann*, *Van-Swieten* ont distinguée en saburrale, bilieuse, venteuse, vermineuse, etc., d'après la nature des symptômes, et dont M. *Pinel* a fait une névrose des fonctions digestives, à laquelle il reconnaît pour cause l'affaiblissement par un allaitement prolongé, puis l'action des poisons, des émétiques, des purgatifs, etc., est dans la majorité des cas un symptôme de l'irritation aiguë ou chronique de l'estomac, développée chez un sujet très-nerveux ; elle s'accompagne alors de la rougeur de la langue, de la perte d'appétit et des autres phénomènes de la sur-excitation gastrique ; mais les affections morales, la gestation, le besoin d'alimens, la soustraction d'une quantité considérable de fluide sanguin chez les sujets anœmiques et névropathiques, exaltent la sensibilité de l'estomac et déterminent des douleurs souvent très-vives, mais ordinairement passagères. Le sens gastrique est alors simplement modifié dans son système sensitif, et la douleur est nerveuse ; lorsqu'elle persiste, l'influence des causes agissant sans cesse, la phlegmasie tend à se développer. La gastralgie peut être également symptomatique d'une affection des reins, de la matrice, de la vessie ; elle est alors dans le commencement nerveuse ; mais comme la douleur de l'organe primitivement affecté, irrite constamment l'estomac, ce viscère finit ordinairement par s'enflammer. Dans toute cardialgie aiguë, soit nerveuse, soit inflammatoire, la sensibilité est très-exaltée ; la douleur est excessivement vive, poignante, déchirante ; les extrémités se refroidissent, la face se décolore, les traits se décomposent, l'abdomen et surtout l'épigastre deviennent très-sensibles, et les malades, que les forces abandonnent, tombent fréquemment en syncope.

*Le pyrosis* ou fer chaud est également un symptôme quelquefois nerveux, plus souvent inflammatoire de l'irritation de l'estomac, classé au nombre des spasmes, des névroses de cet organe : il consiste dans la sensation d'une chaleur âcre, brûlante, éprouvée à l'estomac, dans l'œsophage, la gorge et la bouche, et suivie quelquefois de rapports et de régurgitation d'un liquide limpide, insipide, souvent acide, âcre, brûlant, corrosif, qui produit à la gorge une sensation d'astriction et une douleur *sui generis*. Les causes occasionnelles du pyrosis ont été rapportées à l'usage des viandes salées, desséchées, de la bière aigre, des fruits peu murs, acides, et en général à toutes les causes d'excitation gastrique. On l'observe ordinairement pendant le cours des gastrites chroniques, et ce symptôme acquiert un développement considérable lorsque les parois de l'estomac sont ulcérées ou squirreuses. Il dépend, dans tous les cas, d'une secrétion vicieuse dans laquelle la matière acide prédomine sur l'eau et l'albumine; le pyrosis est encore l'effet de l'irritation d'un autre organe qui réagit sur l'estomac; il présente alors peu d'intensité, et disparaît facilement, à moins que la gastrite ne se développe. Les femmes, dans les premiers mois de leur grossesse, éprouvent souvent cette incommodité, qui est passagère et seulement nerveuse. C'est peut-être le seul pyrosis qui puisse être regardé comme spasmodique.

Le *vomissement nerveux* reconnaît pour causes, suivant les auteurs, la présence de matières étrangères dans l'estomac, d'un calcul dans les uretères, le chagrin, la tristesse, l'hypocondrie et les causes ordinaires de la phlegmasie gastrique, de manière que nous retrouvons encore ici la phlegmasie comme une des causes occasionnelles du vomissement. Néanmoins, les affections morales, le chagrin, la tristesse, la joie, le plaisir, les passions en général, agissent sur le système sensitif de l'estomac, et déterminent chez les personnes nerveuses, des vomissemens passagers qui ne peuvent être attribués qu'à un état nerveux du ventricule. Le dégoût pour certains alimens ou médicamens, soulève le cœur, pour parler le langage vulgaire, et non-seulement l'estomac se resserre, mais il y a souvent impossibilité d'exercer la déglutition, ou bien les alimens parvenus jusqu'au cardia, ne peuvent franchir cette ouverture, et reviennent par régurgitation. Les mêmes causes, qui exaltent la sensibilité de l'estomac, déterminent également le rejet des matières alimentaires. On voit tous les jours dans onde des personnes qui ne digèrent pas substance, cependant fort légère, quoique a digestion se fasse d'ailleurs sans trouble, pour des alimens qui exigent un grand développement des forces gastriques; l'estomac jouit quelquefois d'une sensibilité élective, il rejette l'aliment qui lui répugne, conserve, et digère ceux qui lui conviennent. Ces différens troubles de l'appareil gastrique sont d'ailleurs souvent provoqués par une phlegmasie chronique très-apyrétique, qui développe peu de sympathies, et dont on ne reconnaît la véritable nature, qu'en observant avec soin les phénomènes organiques qui se manifestent pendant la durée de la digestion.

La grossesse, la métrite chronique, l'hystérie, la rénite, et en général, les phlegmasies ou les névroses des viscères splanchniques, occasionnent de même symptomatiquement des contractions spasmodiques de l'estomac; quant aux vomissemens qui accompagnent l'éruption de la variole, qui surviennent à la suite de la répercussion d'un exanthême, du déplacement de la goutte, etc., ils dépendent tous de la phlegmasie gastrique, primitive ou consécutive.

La gastrite chronique s'accompagne très-fréquemment d'un symptôme extrêmement incommode pour les malades, le *météorisme*, qui consiste dans la création habituelle d'une quantité prodigieuse de vents dans l'estomac, particulièrement après les repas : le ventre est gonflé, tendu, balloné; les malades éprouvent de la douleur, une gêne extrême, et rendent avec difficulté quelques gaz qui s'échappent par la bouche : ils sont alors légèrement soulagés; on a souvent observé les mêmes phénomènes à la suite d'une saignée poussée jusqu'à lipothymie, par le vide subit des vaisseaux sanguins et par le défaut de stimulus dont les viscères sont tout-à-coup privés; la sensation pénible de la faim donne souvent naissance à des gaz qu'une légère dose de vin et des alimens dissipent très-promptement; enfin, il est des cas où il y a création de gaz avec sentiment douloureux à l'estomac sans signes inflammatoires, lorsque l'affection nerveuse ou inflammatoire d'un des organes contenus dans l'abdomen, modifie la sensibilité de ce viscère.

Quelques personnes éprouvent à certaines époques de la vie, un désir irrésistible de manger des matières inassimilables, ou des substances dégoûtantes. Ce symptôme de l'irritation de l'estomac a reçu le nom de *pica*. Les causes occasionnelles de cette dépravation de l'appétit ont été rapportées à la chlorose, à la grossesse, à l'hystérie, à la débilité, à l'enfance, etc.; les malades désirent vivement de manger de la terre, de la craie, de la chaux, du plâtre, des charbons, des cendres, etc.; d'autres, par un appétit plus dégoûtant, trouvent un goût exquis à leurs excrémens et à d'autres substances pouries, décomposées, infectes; mais peut-on rallier au pica, c'est-à-dire à la simple irritation de l'estomac, ce fait rapporté par *Roderic a Castro*, d'une femme qui ayant vu l'épaule d'un boulanger, voulait absolument en manger un morceau, et celui rapporté par *Langius*, d'une autre femme qui assassina son mari, sala sa chair pour la dévorer, et prolonger ainsi ce plaisir de cannibale. En supposant que ces prétendues histoires ne soient pas des contes absurdes, il est bien évident qu'une simple lésion de l'appareil gastrique n'a pu développer ces appétits bizarres, cruels, sanguinaires; si ces faits sont véridiques, il est probable que le libertinage, la vengeance ou la folie ont été les mobiles de ces actes de fureur. Lorsque le pica accompagne la chlorose et la débilité, il est un symptôme de l'irritation inflammatoire de l'estomac; les médecins physiologistes qui ont observé chez les enfans le développement du pica, accompagné de la pâleur et de la faiblesse, ont triomphé de ces symptômes en attaquant directement l'irritation gastrique qui le provoque, à l'aide d'un traitement anti-phlogistique et révulsif. Tous les médecins ont également observé le pica chez les femmes enceintes ou hystériques; il dépend alors d'une irritation sympathique et nerveuse de l'estomac; il peut aussi, dans ces mêmes circonstances, se rallier à l'inflammation gastrique, dont les autres symptômes se développent bientôt, quand on abuse, comme moyens curatifs, des médicamens anti-spasmodiques. Les histoires de pica que nous ont laissées les auteurs, sont incomplètes; ils se sont attachés au symptôme principal, et ont négligé la description de l'état général de l'appareil gastrique; cependant, quelques-uns ont parlé comme de chose peu importante, de la saleté de la langue, de la soif, de l'amertume de la bouche, de vomissemens muqueux; ces indices suffisent pour faire apercevoir la liaison qui existe entre le pica et l'inflammation gastrique.

La *boulimie* Βους, λιμος, faim de bœuf, désigne, en général, une faim excessive, extraordinaire, qu'on doit distinguer en deux variétés essentiellement différentes : la première provient d'un besoin puissant de réparation qu'éprouvent les convalescens, et particulièrement les hommes jeunes, après une maladie de longue durée qui les a plongés dans le marasme; la seconde, de l'état pathologique de l'estomac: c'est un symptôme de la souffrance du sens gastrique. La faim dévorante d'un convalescent bien guéri, qui ne conserve aucun point de phlegmasie dans les organes, est naturelle : elle est, pour ainsi dire, physiologique ; l'économie entière a besoin d'une réparation complète, l'estomac appette les alimens, et pourvu qu'on le satisfasse avec modération, le malaise disparaît aussitôt après l'ingestion de substances nutritives, douces et réparatrices; il n'en est pas de même de la boulimie, que détermine la gastrite chronique lorsque toute la surface de l'estomac s'échauffe; la faim est alors pathologique, et elle réclame comme telle l'usage des boissons émollientes, d'un régime très-doux et même de la privation des alimens. La boulimie sert souvent de prélude à la gastrite : elle se développe aussi pendant le cours de cette maladie, et, dans cette dernière circonstance, l'appétit est de suite rassasié, et fait place à la douleur, lorsqu'on se presse de donner des substances nutritives. Cette névrose des auteurs est donc l'effet d'une abstinence prolongée, ou le symptôme de la modification inflammatoire de l'estomac. On a observé, dans des cas rares, et par l'effet d'une organisation particulière, des hommes qui, d'abord boulimiques, sont devenus polyphages. A l'ouverture des cadavres, on a trouvé que ces hommes présentaient, sous le rapport de la structure du tube digestif, une analogie frappante avec les grands mammifères carnassiers.

La *dyspepsie*, de δυς, difficile, et de πεψις, digestion, est classée dans la nosographie philosophique, parmi les névroses des fonctions digestives; M. *Pinel* lui assigne pour cause, à l'exemple de *Cullen*, un état de débilité de l'estomac, des excès d'alimens, la leuchorrée, la suppression d'évacuations habituelles, les excès dans les plaisirs de l'amour, etc., et pour symptômes, une digestion lente, souvent pénible, et quelquefois même douloureuse, qui s'accompagne alors de lésions locales et générales variées; il conseille, pour le traitement, une distribution bien coordonnée des alimens et des boissons, un exercice convenable et l'emploi modéré des amers, des aromatiques et des ferrugineux; du reste, ce professeur ne donne point de détails sur l'état du pouls, de la langue, ni sur les sympathies morbides; on ne connaît pas le résultat du traitement stimulant qu'il met en usage, et il ne parle pas des ouvertures des cadavres.

Si on veut étudier physiologiquement les causes qui donnent lieu à la dyspepsie, on reconnaît bientôt qu'elles sont toutes stimulantes; que la douleur à l'épigastre, les nausées, les vomissemens, la lenteur et les difficultés de digérer, l'état de la langue, blanche au centre, rouge sur les bords; que la difficulté plus ou moins grande de respirer, la céphalalgie, etc., etc., dont cette prétendue névrose s'accompagne, sont des symptômes pathognomoniques de l'exaltation morbide de l'estomac. L'ouverture des cadavres sanctionne d'ailleurs ce diagnostic, et ne peut laisser aucun doute sur la nature inflammatoire de l'affection qui donne naissance à ce symptôme, puisqu'on trouve la membrane muqueuse de l'estomac épaissie, ramollie, ulcérée, squirreuse, ou cancéreuse. La dyspepsie n'est point une névrose, ni une faiblesse de l'estomac; c'est un des symptômes les plus constans qui accompagnent la gastrite chronique.

### *De l'Entérite chronique et des nuances de cette inflammation, rapportées à la classe des névroses.*

L'entérite chronique s'étend depuis le duodénum jusqu'à la fin des intestins grêles; elle se développe conjointement avec la gastrite, ou succède à cette dernière affection. Elle prend le nom de duodénite, lorsque l'irritation est fixée à la partie supérieure du canal intestinal, et celui d'entérite, quand elle affecte la portion d'intestin qui fait suite au duodénum.

Les causes occasionnelles qui agissent directement sur le tube digestif et donnent souvent naissance à la phlegmasie chronique intestinale, sont l'usage habituel des boissons alcooliques, des mets épicés et de tous les alimens ou médicamens stimulans, dont les gens du monde font un si grand abus. Cette maladie est la plus commune de toutes celles dont les hommes puissent être affectés, parce qu'il n'est pas de plaisir dont on abuse autant que de celui de la table; aussi est-il de remarque que les hommes qui, par habitude, par gloutonnerie, se gorgent de mets et de liquides stimulans, poussent rarement loin leur carrière, pendant le cours de laquelle ils éprouvent de fréquentes phlegmasies aiguës, et qu'ils succombent presque tous avant l'âge à la gastro-entérite ou à la duodenite chroniques. Lorsque l'entérite est chronique, et qu'elle n'a point été précédée de l'irritation aiguë, elle se développe souvent de la manière la plus insidieuse; elle marche avec lenteur et donne naissance à un petit nombre de sympathies morbides; les digestions sont lentes, paresseuses et s'accompagnent de la production de gaz et de rapports, de maux de tête après les repas. Si le duodénum est particulièrement affecté, le malade éprouve de la douleur dans l'hypocondre droit, au-dessous des cotes asternales; et, quoiqu'il ait de l'appétit, et que les alimens déterminent une sensation de plaisir lorsqu'ils parviennent à l'estomac, ils occasionnent bientôt une pesanteur, des douleurs plus ou moins vives, lorsqu'ils passent dans le duodénum, à l'époque de la deuxième digestion; alors la figure exprime la souffrance des viscères gastriques, la langue est sale, pâteuse, légèrement rouge; le pouls présente plus de vîtesse et de dureté; quelquefois, pendant le cours de la duodénite, la jaunisse se développe, et, dans ce cas, le malade ressent ordinairement des coliques très-vives, auxquelles succède une diffusion ictérique sur la peau; ou bien l'*ictère* correspond seulement à la portion de la peau qui recouvre le foie et le duodénum. Dans le commencement de la maladie, les symptômes locaux et sympathiques persévèrent pendant toute la durée de la digestion; ils s'apaisent ensuite, mais lorsque cette affection n'est pas arrêtée dans sa marche, ils deviennent continus. L'entérite chronique développe également chez les individus dont le système sensitif est facile à exalter, une irritation dans l'encéphale, qui acquiert souvent une telle intensité, que les malades, primitivement affectés de duodénite, d'entérite chroniques, deviennent fous, sont frappés d'apoplexie, ou prennent la vie en horreur, au point qu'ils se suicident. Pendant la durée de la duodénite chronique, il se développe souvent des douleurs vives dans la région du foie : ces douleurs ont été rapportées à la présence des calculs biliaires que l'inflammation peut engendrer dans la vésicule du fiel, ou à l'épatite chronique; mais le foie, étant un organe veineux, s'enflamme de lui-même très-difficilement, tandis que le duodénum, qui reçoit les canaux cholédoque et hépatique, lui communique l'inflammation, de manière que la duodénite chronique est presque constamment accompagnée d'hépatite ; ces douleurs sont maintenant reconnues dépendre de l'irritation invétérée du duodénum, sans qu'on puisse en accuser la présence des calculs biliaires, qui très-souvent n'existent pas. La phlegmasie intestinale envahit quelquefois les parties circonvoisines, sans développer de forte réaction ; c'est ainsi qu'elle produit l'hydropisie par son extension au

15

péritoine : cette péritonite consécutive, qui n'est point douloureuse, se manifeste ordinairement vers la fin de la maladie.

La phlogose n'est pas toujours fixée sur le duodénum; elle prédomine souvent dans les intestins grêles, sous forme chronique, et alors elle entraîne d'autres séries de symptômes et d'accidens. Les enfans d'un tempérament lymphatique, c'est-à-dire chez lesquels les vaisseaux blancs sont très-développés et très-irritables, sont facilement affectés d'entérite chronique, qui est alors plus ou moins aiguë, ou entièrement apyrétique. Ils éprouvent un appétit extraordinaire, la langue est rouge, pointillée de blanc; la fièvre est nulle ou légère; le ventre est chaud, balloné, et l'appétit est d'autant plus développé, qu'on administre les amers; lorsque l'inflammation est assez vive pour exciter une réaction, on observe de plus, la chaleur de la peau, la fréquence du pouls, la soif, la rougeur de la langue, la constipation, la tuméfaction du ventre : lorsqu'on le déprime, on sent des grosseurs, des tumeurs rénittentes formées par les ganglions mésentériques et l'épiploon gonflés, durcis, épaissis. Cette variété de l'entérite chronique a reçu le nom de *carreau*. Malgré la quantité d'alimens que prennent les malades, ils dépérissent journellement; le ventre est volumineux, mais les extrémités maigrissent; la peau est sèche et pendante; à la constipation succède la diarrhée; les alimens sont rejetés, mal digérés; le chyle n'est point absorbé; alors les malades tombent facilement dans le marasme, et le dévoiement colliquatif leur enlevant le peu de forces qui leur restent, ils expirent : ces derniers symptômes caractérisent la *lienterie*. Dans d'autres circonstances, et principalement chez les adultes, l'entérite chronique est totalement apyrétique : elle s'accompagne seulement de borborygmes, de la tuméfaction du ventre et du développement de l'hypocondrie ; on observe en même temps des douleurs plus ou moins fortes dans la région du bas ventre, des coliques, des sensations douloureuses dans les intestins, symptômes qui proviennent de l'inflammation des intestins grêles, et qui ne sont suivis d'aucune évacuation, ni de tenesme, ni de diarrhée, comme on le remarque lorsqu'il y a colite. L'entérite chronique peut passer à l'état aigu, ou bien s'étendre à toute la continuité du tube intestinal ; elle détermine quelquefois un rétrécissement à la valvule iléo-cœcale ; les malades ressentent alors des coliques très-vives, qui s'apaisent lorsque les matières ont franchi l'obstacle. L'inflammation peut également envahir le péritoine et produire une hydropisie ascite, s'étendre au gros intestin, et occasionner une diarrhée très-abondante, ou bien encore se fixer sur les ganglions mésentériques, les développer, les grossir, et rendre, par l'envahissement successif de ces ganglions, la nutrition impossible.

Les auteurs, depuis *Aretée* jusqu'à nos jours, ont érigé en maladies nerveuses plusieurs symptômes de la gastro-entérite; ils ont donné le nom *d'iléus nerveux* et de *volvulus* à cette phlegmasie, lorsqu'elle détermine des vomissemens réitérés de matières contenues dans l'estomac et les intestins, avec constipation opiniâtre, anxiété et douleur vive autour de l'ombilic et dans le trajet du colon; ils ont négligé l'inflammation, pour s'occuper du spasme nerveux; ils ont observé et décrit les effets, et n'en ont pas aperçu la cause.

On observe quelquefois, pendant le cours de l'entérite, quand elle se prolonge et devient très-chronique, chez les personnes névropathiques, des coliques souvent très-vives mais passagères; on en a conclu qu'elles provenaient d'un état nerveux des intestins, et qu'elles ne se ralliaient point à l'inflammation intestinale; elles ont été décrites sous le nom de *coliques nerveuses*, jusqu'à ce que l'examen attentif des parties lésées, l'influence du traitement et l'ouverture des cadavres aient réduit à sa juste valeur ce symptôme de l'entérite.

Il existe d'autres variétés de coliques qui, d'après les causes qui les ont produites, sont généralement connues sous la dénomination de *coliques de plomb*, de *coliques saturnines*, parce qu'elles se développent ordinairement chez les personnes qui, par état, agissent sur les oxides de plomb. On distingue plusieurs nuances de coliques saturnines : dans la première, la maladie s'annonce ordinairement par la constipation, la rétraction du ventre, par des coliques permanentes que la pression soulage; le malade vomit les matières alimentaires, la bile, le mucus; il éprouve des douleurs dans les membres et dans les muscles du torse; il y a en même temps suppression des excrétions cutanées, pâleur de la langue, de la peau; abattement, découragement, dans cette nuance apyrétique d'irritation gastro-intestinale; la modification astrictive est évidente; mais les symptômes n'ont pas toujours aussi peu d'intensité, alors la gastro-entérite est beaucoup mieux dessinée; la langue est rouge, pointue, granulée; la gorge est chaude, brûlante ; le pouls est fort et fréquent, la face est rouge, la douleur est souvent excessive dans l'abdomen, et elle augmente à la pression; on observe d'ailleurs tous les autres symptômes de la gastro-entérite aiguë. C'est à ces deux nuances de coliques saturnines qu'il faut rapporter les coliques végétales des anciens, que produit l'usage des fruits, du cidre, de la bière; les coliques métalliques, les coliques de madrid, celles dites nerveuses, venteuses, etc.; ce sont toutes des inflammations du tube digestif avec ou sans fièvre; ce sont toutes des gastro-entérites plus ou moins prononcées, plus ou moins aiguës, avec constriction, serrement, spasme des intestins grêles. Dans ces deux nuances de coliques, de même que dans l'iléus, le volvulus, la colique de miserere, l'irritation prédomine dans les intestins grêles; la nuance pyrétique, essentiellement inflammatoire, réagit sur le cerveau de la même manière que la gastro-entérite aiguë, sans constriction, et s'accompagne, par conséquent, des mêmes désordres encéphaliques. Dans la nuance apyrétique, la mort peut être le résultat de l'amas de matières stercorales qui engorgent l'intestin, l'enflamment vivement ou occasionnent une péritonite mortelle; enfin, les convulsions qu'on observe pendant les accès, la paralysie des membres supérieurs ou inférieurs, sont les effets de l'irritation symptomatique que la stimulation douloureuse du grand sympathique transmet au centre de perception. Quant aux douleurs qui se développent sur le trajet des nerfs dans les membres et dans les articulations, avec production de nodus, on ne peut en donner l'explication qu'à l'aide des sympathies : c'est par elles que l'irritation s'élance sur ces diverses parties ; c'est la douleur qui, appelant les fluides dans les articulations, donne naissance à l'engorgement et aux productions osseuses.

D'après ce qui précède, il est évident que les irritations simplement nerveuses de l'estomac et des intestins sont infiniment plus rares que les anciens auteurs ne l'avaient pensé. Les phénomènes nerveux des intestins paraissent presque tous devoir être rattachés à l'entérite chronique ; on observe bien quelques symptômes spasmodiques, tels que des borborygmes et des mouvemens plus ou moins précipités dans ces parties, lorsque les passions agissent violemment sur l'encéphale ; mais ces désordres sont très-passagers, et quand ils sont continus, quoiqu'ils consistent d'ailleurs dans des sensations de bouillonnemens, de châtouillemens, de reptation, sont considérés comme symptômes de la phlegmasie intestinale.

Ce n'est donc point l'intensité des phénomènes nerveux qui doit faire porter un pronostic fâcheux dans les cas de gastrite ou d'entérite chroniques, puisqu'ils se développent chez toutes les personnes névropathiques ou disposées à la névropathie, à l'occasion des irritations viscérales même très-légères. Le pronostic doit être basé sur le degré de l'inflammation, sur son ancienneté, sur l'état morbide des viscères, quelques prononcés que soient les phénomènes nerveux. En général, la vie des malades est plus exposée, lorsqu'ils sont affectés d'irritation gastro-intestinale subaiguë : les entérites subaiguës fébriles avec gonflement des ganglions mésentériques sont d'autant plus graves, qu'on sent plus facilement les tumeurs à travers les parois abdominales, quoique d'ailleurs on puisse réussir, à l'aide de moyens rationnels, à dissiper le gonflement inflammatoire des vaisseaux et des ganglions lymphatiques, mais on a toujours à craindre l'affection pulmonaire consécutive, et la transmission de l'irritation aux vaisseaux blancs du poumon. L'inflammation du foie, lorsqu'elle fait suite à l'entérite, est d'un fâcheux augure, elle rend au moins le traitement fort long; la colite est toujours une extension très-fâcheuse, parce que les forces sont de suite abattues; il en est de même de la péritonite : cette dernière complication est ordinairement mortelle. Mais si la fièvre cède dans toute inflammation gastrique ou intestinale subaiguë, la diminution de l'irritation locale doit inspirer un espoir de guérison, si d'ailleurs l'estomac désire des alimens, et que la digestion se fasse sans trouble. Les gastro-entérites partielles ne présentent point de gravité dans leur début, à moins que les malades ne se livrent avec excès à leur appétit, alors l'affection devient fort dangereuse. Lorsque la diarrhée succède à la constipation, et qu'il se développe des aphthes dans l'intérieur de la bouche, dans la gorge, le pharynx et l'œsophage, c'est le signe que l'inflammation a envahi toute la continuité du canal intestinal : ces derniers phénomènes sont presque constamment mortels. Les excrétions glaireuses, muqueuses, sanguines, l'expulsion de fausses membranes, etc., sont toujours d'un mauvais augure; la probabilité de la désorganisation dans le canal digestif se tire de la résistance que la maladie oppose aux moyens thérapeutiques, de la coloration de la face et de la peau, en rouge brunâtre ou en jaune de paille, de la rénitence de l'abdomen avec difficulté de digérer, et des progrès effrayans du marasme.

Les ouvertures des cadavres présentent les mêmes désordres dans la chronicité que dans l'état aigu ; ils sont cependant plus instructifs, parce qu'on trouve les altérations organiques des irritations anciennes et récentes. Les parties du tube digestif, les plus anciennement affectées, ont perdu leur rougeur ; elles sont brunes, et la membrane muqueuse est épaissie ou ramollie, et dans ce dernier cas, il y a menace de perforation. Les ulcérations récentes sont entourées d'un limbe rougeâtre : les anciennes ne présentent pas cette rougeur ; elles sont fréquemment placées sur des tuméfactions cellulaires, glanduleuses, squirrheuses, particulièrement dans l'estomac et le duodénum, ce qui prévient les perforations. Malgré ce mécanisme, les ulcérations attaquent, détruisent et perforent souvent les gros vaisseaux ; alors les malades périssent subitement par hémorragie intérieure. D'autrefois on trouve des adhérences de l'estomac et des intestins avec le foie, la rate et les gros vaisseaux artériels et veineux. Lorsque l'inflammation a attaqué le pylore ou d'autres points circonscrits, elle les a rétrécis, épaissis ou a développé des squirrhes. C'est ordinairement dans ces cas que la peau présente une couleur tirant sur le jaune citroné. On trouve plus rarement des fausses membranes ; quelquefois une rougeur générale des muqueuses, qui coïncide avec l'apparition des petechies sur la peau. Le foie est souvent volumineux, tuméfié, d'une couleur jaune; les ganglions sont engorgés, gonflés, rougeâtres, panachés de rouge, de blanc, de noir; ils sont quelquefois cartilagineux, calcaires : ces différences pathologiques tiennent à la durée et à l'intensité de la phlegmasie. Tels sont les désordres les plus communs qu'on trouve à l'ouverture des cadavres des personnes qui ont succombé à l'inflammation chronique des voies digestives. Ces résultats, qui sont toujours les mêmes dans tous les cas possibles, prouvent évidemment que la névrose, même primitive, produit nécessairement la phlegmasie, la désorganisation et la mort.

### *Traitement de la Gastrite, de l'Entérite chroniques, et de l'Irritation nerveuse de l'Estomac et des Intestins.*

Ces affections morbides sont, en général, d'une guérison très-difficile et très-longue. Les malades, fatigués d'un traitement débilitant, reviennent avec d'autant plus de plaisir à un régime tonique et fortifiant, que, dans le commencement, ils s'en trouvent soulagés; mais l'amélioration n'est que momentanée, et l'irritation reparaît bientôt plus redoutable qu'elle ne l'était d'abord. D'autres personnes, lassées de suivre les conseils des médecins instruits, se livrent à cette foule de charlatans qui peuple Paris, et deviennent, en peu de temps, les victimes de leur confiance et de leur crédulité (1). Pour obtenir des résultats satisfaisans dans ces affections, il faut mettre en usage un traitement rationnel pendant des mois, des années; la persévérance est donc une condition essentielle; et

(1) Les nouvelles lois discutées dans les Chambres suffiront-elles pour armer l'autorité contre tous les abus qui se sont glissés dans la pratique de l'art médical; il serait temps enfin que la vie des citoyens fût protégée contre tous les genres de charlatanisme que l'appas du gain a produits; il serait temps que les médecins sans diplome, les médecins d'urine, les somnambules médecins, beaucoup d'apothicaires, et une foule d'autres médicastres, ne puissent plus exercer un art qu'ils déshonorent, et qu'ils ne puissent plus débiter, au poids de l'or, cette quantité prodigieuse de médicamens toujours héroïques, à l'aide desquels ils ont assassiné tant de malheureux. On ne sait au reste ce qui doit étonner le plus, ou de l'impudeur de ces charlatans, ou de l'ineptie de ceux qui leur confient leur santé et leur vie.

aucune maladie, peut-être, n'exige autant de confiance de la part du malade, ni autant de patience et de soins de la part du médecin.

La gastrite chronique subaiguë réclame l'apposition de sangsues sur l'épigastre, en nombre proportionné à l'intensité de la maladie, à l'âge, la force, le tempérament et le sexe du malade, la diète, les lavemens émolliens et les boissons adoucissantes. Lorsque l'irritation ne prédomine pas dans la partie supérieure du canal digestif, et que la faim est prononcée, on conseille de donner des alimens très-légers, de pratiquer des saignées locales à l'épigastre, et d'appliquer des topiques émolliens sur l'abdomen. La gastrite partielle, lorsque la digestion se fait encore, mais avec douleur, exige les mêmes moyens thérapeutiques modifiés : les saignées locales sont toujours indiquées, mais sur les régions de l'abdomen où la douleur est ressentie. S'il y a défaut d'appétit, diète absolue; autrement on peut permettre les alimens très-légers, les boissons aqueuses acidulées, ou muqueuses, suivant le goût des malades, et les bains tièdes; on sollicite les selles au moyen des lavemens émolliens et huileux. Ce traitement, qui relâche et diminue l'irritation des points affectés, finit par débiliter l'estomac à un tel point, que cet organe tombe dans l'asthénie, et ne digère plus aucun aliment. Les stimulans sont alors bien reçus; ils raniment les forces, et dissimulent la douleur du point qui est enflammé; mais s'ils sont trop long-temps continués, ils occasionnent une rechute souvent très-grave : c'est donc un écueil à éviter, et c'est ici que le médecin a besoin de toute son attention, afin d'employer tour-à-tour, avec sagacité, les émolliens pour calmer l'irritation partielle, et les substances nutritives toniques, propres à donner du ton à l'estomac affaibli. Dans les constitutions lymphatiques, il est évident que le traitement ne doit pas être aussi sévère, et qu'on doit permettre aux malades de prendre des bouillies légères, quelques onces de pain, du poulet, du poisson, des fruits cuits, etc. : il serait encore moins rationnel d'insister, dans ces sortes de constitutions, sur les seuls émolliens, ou sur les stimulans : on doit également faire alterner ces modificateurs, d'après l'état local et général.

On conseille, contre l'entérite chronique, les saignées locales, les lavemens, les boissons adoucissantes, la diète plus ou moins sévère. Les bains chauds conviennent pour ranimer la circulation languissante de l'extérieur du corps, et diminuer l'éréthisme de la peau crispée par l'irritation et la constriction des intestins; les bains de fumigation, les frictions sèches aromatiques sur la peau sont utiles, et tendent à rétablir l'équilibre, en excitant le système vasculo-nerveux cutané, en même temps que la phlogose viscérale est combattue à l'aide d'un traitement antiphlogistique. Quand l'entérite chronique existe dans cette nuance, qui se rapproche de la colique de plomb, l'opium peut être administré avec avantage après l'emploi des adoucissans. Lorsque les alimens passent difficilement, et qu'ils augmentent l'irritation de l'estomac et des intestins, on est obligé, afin de prévenir un marasme complet, de nourrir, au moyen de lavemens chargés de décoctions muqueuses gélatineuses, de fécules d'orge et de fromens, de décoctions de poulet, de veau; on laisse séjourner constamment sur l'épigastre des topiques émolliens, et l'on fait passer quelques cuillerées d'une potion gommeuse acidulée. Plus tard, quand l'irritation est moins vive, on donne, pour nourrir le malade, l'eau de veau, de poulet, le bouillon de grenouille, et, dans l'intervalle, de l'eau pure, de la limonade, de l'orangeade, ou bien du lait coupé et édulcoré avec le sirop de mou de veau. Ces gastro-entérites chroniques cèdent souvent à l'action directe de ces substances nutritives et adoucissantes, à moins que le malade ne soit épuisé ou réduit au marasme; alors on est obligé de s'en tenir aux boissons adoucissantes, à la nourriture la plus légère, car un traitement plus actif hâterait la mort.

Lorsque le traitement anti-phlogistique, continué avec persévérance, ne dissipe point la phlegmasie, eu égard à son ancienneté, on conseille d'y adjoindre les contre-stimulans, c'est-à-dire, les stimulans révulsifs cutanés, les bains chauds, froids, les bains de mer, les frictions, et les exutoires. Le bain chaud convient pendant la saison froide; il doit être répété aussi souvent que le malade s'en trouve soulagé: le bain froid jouit d'une efficacité remarquable dans la saison chaude, et nous en avons tiré nous-même de grands avantages. On conseille encore les topiques rubéfians, les sinapismes, les vésicatoires, les frictions éthérées, etc. Ces révulsifs produisent, en général, peu d'effets, et sont même désavantageux, parce qu'ils occasionnent souvent des réactions très-fortes sur l'estomac. Les cautères, les moxas et le séton sont les stimulans cutanés dont on a retiré les meilleurs effets. Nous avons obtenu des succès fréquens de l'apposition de deux à trois cautères sur l'épigastre, pour combattre des gastrites chroniques très-rebelles, chez des malades pour lesquels M. *Broussais* fut appelé en consultation. Les moxas, d'après notre propre expérience, déterminent, chez les sujets nerveux, une excitation beaucoup trop vive, et dont on a peine à se rendre maître; les plaies qu'ils produisent deviennent souvent très-douloureuses, et cette excitation locale détruit l'effet de la révulsion. Lorsque la gastrite chronique s'accompagne d'une exaltation de la sensibilité et de douleurs, on les combat à l'aide des narcotiques administrés en lavemens, quand l'estomac est malade, avec addition de cinq à trente gouttes de laudanum dans six onces d'eau : on peut également prescrire quelques cuillerées d'une potion diacodée lorsque la partie inférieure du tube digestif est affectée. Quant à la complication hépatique, elle doit être combattue au moyen des saignées locales et des révulsifs appliqués sur la région du duodénum et du foie. Les entérites chroniques étant, en général, extrêmement longues et difficiles à guérir, il faut nécessairement choisir les alimens qui fournissent peu de matières excrémentitielles, et éviter ceux qui engendrent facilement des gaz : aussi les fécules, le lait, sont préférables à la laitue, à la chicorée, et généralement aux végétaux. Tels sont les principaux modificateurs a médecine physiologique met en usage triompher de ces affections : elle ne conille rien d'exclusif, puisqu'elle recommande les émolliens, les toniques, les narcotiques, et les stimulans révulsifs administrés d'après l'état des viscères. Mais comme elle prend pour base de toute thérapeutique l'étude des organes, elle apprend à bannir du traitement de la gastro-entérite chronique, les eaux minérales, les émétiques, les purgatifs, et tous les excitans intérieurs qui augmentent presque constamment l'état morbide, ou ne produisent jamais que des cures palliatives.

L'inflammation de l'estomac détermine quelquefois une constriction du pharynx. Ce spasme doit être combattu à l'aide des saignées locales faites sur les organes enflammés; mais quand la constriction est indépendante d'une phlegmasie, les anti-spasmodiques, les bains, les révulsifs généraux sont indiqués pour dissiper l'éréthisme nerveux ; la paralysie du pharynx réclame l'usage des excitans locaux, des frictions alcooliques ammoniacales, éthérées ; mais comme cette névrose passive dépend d'une lésion cérébrale, c'est particulièrement contre l'engorgement, l'irritation ou l'épanchement encéphalique que les perturbateurs anti-phlogistiques et stimulans doivent être dirigés.

Quant à l'estomac, les symptômes nerveux se rallient presque constamment à la gastrite chronique : le traitement doit être celui de cette affection; mais quand les phénomènes sont symptomatiques et dépendans de l'inflammation d'un organe voisin, de la matrice, des reins, c'est la phlegmasie de ces viscères qu'il faut d'abord combattre à l'aide des anti-phlogistiques, auxquels on peut adjoindre les sédatifs nerveux administrés en potion, d'après l'état des viscères digestifs. Si les phénomènes sont jugés indépendans de toute phlegmasie, qu'ils surviennent chez des personnes très-nerveuses, sanguines, affaiblies, débilitées par un régime peu substantiel, ou par des pertes de sang, le seul moyen de dissiper l'éréthisme nerveux, et de réparer les forces, est de prescrire de bons alimens, du vin léger, avec la circonspection qu'exige la sensibilité du canal intestinal. Ce sera donc la pâleur de la langue, la langueur générale, le bien-être que procureront les stimulans, qui devront servir de guide au médecin dans l'emploi ou le rejet de ces modificateurs; on doit seconder les effets du traitement intérieur par des bains froids et des frictions pratiquées sur toute la surface de la peau avec les substances aromatiques et l'alcool camphré. La création des gaz est un [sympto]me constant de l'irritation gastro-[intestin]ale, et l'emploi des carminatifs, loin [d'évac]uer la cause productrice, irrite l'estomac [et d]éveloppe des phlegmasies plus intenses, plus chroniques et plus difficiles à guérir. Quant au vomissement que déterminent les mouvemens oscillatoires, ils dépendent de la contraction anti-péristaltique du plan musculaire de l'estomac. Pendant le balancement d'un vaisseau, le corps entier est rapidement emporté en bas: l'estomac, plus léger, est refoulé vers le diaphragme, alors les fibres musculaires de cet organe entrent en convulsion, et les alimens sont rejetés. Cet effet, tout mécanique, disparaît avec la cause qui l'entretient; on peut même faire cesser ou diminuer la violence des vomissemens, en faisant coucher la personne qui les éprouve sur un plan horizontal.

Avant l'époque où M. *Broussais* fit connaître ses opinions sur la nature de la colique de plomb, et les résultats heureux que ce professeur et plusieurs de ses élèves ont obtenus du nouveau traitement qu'ils ont mis en usage, les médecins ne virent dans la colique saturnine qu'une affection nerveuse, et la traitèrent empiriquement, à l'aide des émolliens, et des purgatifs les plus violens. La première méthode de traitement, la moins dangereuse, reposait sur l'usage de l'opium et des adoucissans; l'autre traitement, dit de la Charité, consistait dans l'administration des purgatifs, des vomitifs et de l'opium; cette dernière méthode guérit quelquefois par la révulsion, en déplaçant l'irritation intestinale, plus souvent encore l'affection morbide est exaspérée, et, dans tous les cas, ce traitement laisse dans le canal digestif une disposition aux rechutes. Beaucoup de malades soumis à l'action de ces stimulans ont succombé, présentant tous les symptômes d'une violente inflammation gastro-intestinale aiguë; ces accidens n'ont point éclairé les médecins, qui en accusèrent une complication fébrile, attestant que les malades n'étaient point morts de la colique de plomb, mais d'une fièvre essentielle accidentellement survenue. Le célèbre *Bordeu* employait dans le commencement de la maladie les mucilagineux, puis il administrait ensuite les purgatifs drastiques; il ne connut point la nature de l'affection qu'il combattait, mais son génie lui inspira cette pensée. *Il y a bien des choses, et plus qu'on ne pense, à éclaircir sur cette matière.* M. *Ranque* met d'abord en usage, dans la nuance apyrétique, les médicamens qu'il nomme *névropathiques*, parce que ce médecin pense que la maladie dépend alors d'une irritation nerveuse ; il combat d'ailleurs la nuance pyrétique fébrile par les émissions sauguines, etc., etc. M. *Broussais*, bien avant M. *Ranque*, a employé contre la colique saturnine le traitement de la gastro-entérite, modifié d'après l'état du tube intestinal ; ainsi, lorsque la maladie se développe avec fièvre, rougeur de la langue, etc., etc., il recommande les saignées générales et locales, les bains, les boissons émollientes, les fomentations et les topiques adoucissans ; quand elle est sans fièvre, avec rougeur de la langue, lenteur du pouls ; saignées locales à l'épigastre, boissons émollientes, etc. ; mais lorsque la modification astrictive est prononcée avec pâleur de la langue, il conseille l'opium, les bains, les tisanes rafraîchissantes ; et si la constipation ne cède point, les légers purgatifs, qui obligent quelquefois le médecin de recourir aux applications de sangsues sur l'abdomen, pour enlever l'inflammation qu'ils ont pu développer. M. *Broussais* conseille également d'attendre que la constriction se soit dissipée, pour donner aux malades des alimens. Quant aux irritations morbides sympathiques, qui donnent naissance aux tremblemens, à la paralysie, aux douleurs dans les membres, etc., le moyen le plus rationnel de diminuer leur intensité est de combattre énergiquement la cause qui les a produites, et dont le siége est dans les intestins. On peut d'ailleurs suivre le développement de ces sympathies morbides, les attaquer sur tous les points où elles se manifestent, par des émissions sanguines locales; mais ces irritations secondaires, particulièrement la paralysie et les tremblemens, sont très-difficiles à dissiper, quand d'ailleurs la maladie principale n'a pas entièrement disparu.

## *Névroses du gros Intestin et de la Vessie.*

Le gros intestin et la vessie recevant indépendamment des nerfs splanchniques une très-grande quantité de nerfs cérébro-rachidiens, peuvent être affectés de la névrose active et passive. La névrose active indépendante d'une phlegmasie de la membrane muqueuse qui tapisse intérieurement ces organes, se développe passagèrement sous l'influence des passions; la peur, la crainte, la joie, la honte, déterminent quelquefois des spasmes ou des contractions très-vives dans le système musculaire de ces viscères, d'où résultent des coliques suivies de déjections plus ou moins abondantes, de la vessie, qui rend l'éjection fficile et quelquefois même impossi- phénomènes nerveux n'exigent aucun en curatif et disparaissent avec la cause qui les a fait naître. Quant à la paralysie de ces réservoirs, cette maladie est fort grave : elle dépend presque constamment d'une lésion du cerveau ou de la moelle épinière.

Puisque les névroses actives, continues, s'accompagnent d'inflammation, les moyens thérapeutiques doivent être dirigés contre la cystite, la colite primitive ou secondaire ; la névrose passive ne se dissipe qu'à l'aide d'un traitement applicable à l'irritation de l'encéphale ou de la moelle rachidienne qui l'a produite ; la cavité de l'intestin peut d'ailleurs être stimulée au moyen des purgatifs et des excitans administrés en lavemens, lorsqu'elle n'est pas enflammée ; il en est de même de la vessie : ce traitement est particulièrement indiqué, lorsque la paralysie provient de la trop forte distension de l'organe, par le séjour forcé des urines ; c'est dans cette circonstance qu'on doit employer les injections d'eaux sulfureuses, d'eaux thermales, et, en général, les excitans locaux que les auteurs ont recommandés.

---

## DES IRRITATIONS DES ORGANES DE LA RESPIRATION ET DE LA CIRCULATION, AVEC OU SANS PHLEGMASIE.

### *Névroses du Larynx.*

Le larynx est placé à la partie supérieure du canal aérien; c'est dans l'intérieur de cet organe et par le jeu des petites pièces cartilagineuses dont il est composé, que se forment les diverses variétés de sons; il reçoit des nerfs splanchniques et cérébro-rachidiens, et est susceptible des névroses active et passive.

Le spasme, la constriction du larynx, qui éteignent la voix, la rendent convulsive, et font éprouver au malade la crainte de la suffocation, dépendent de causes très-variées; d'abord l'inflammation aiguë et chronique de la muqueuse laryngée détermine chez les névropathiques ces phénomènes à un haut degré; les affections morales produisent le même effet, et il en est de même de l'inflammation ou de l'irritation des organes gastriques et utérins. Lorsque ces diverses causes agissent sur le larynx, l'organe se contracte, se crispe douloureusement, et les parois de ce cylindre tendent à se rapprocher; la respiration devient difficile, l'air siffle sur les s de la glotte, alors le malade parle difficilement, la voix devient convulsive, et souvent aphonie est complète.

L'aphonie ou l'extinction de la voix, sans inflammation ni désorganisation, est encore le résultat de l'asthénie des nerfs laryngés de la névrose passive, que détermine le plus communément une affection cérébrale très-grave; elle peut également provenir de la paralysie idiopathique des muscles du larynx.

La névrose active indépendante de l'inflammation du larynx, étant presque constamment symptomatique, ne réclame point de traitement spécial; le spasme, l'aphonie se dissipent bientôt, lorsque les phlegmasies ou les irritations viscérales ont été enlevées. Quant à l'asthénie nerveuse, dont la cause réside dans une lésion du cerveau, le traitement de l'affection principale est le seul qui puisse convenir ; mais lorsque la maladie est locale, et qu'il n'existe aucun symptôme d'affection encéphalique, c'est alors sur le larynx qu'il faut agir, en appliquant des vésicatoires et des moxas à la partie antérieure du col.

DES IRRITATIONS BRONCHIQUES.

## *De l'Asthme.*

L'asthme ou la difficulté de respirer, ordinairement accompagnée de sifflement, sans fièvre, est le résultat de la constriction spasmodique des bronches et des ramuscules bronchiques, contriction qui peut devenir tellement forte, que la dyspnée est poussée jusqu'à la suffocation. Rien ne prouve mieux l'insuffisance et le danger des cadres de nosologies, que l'histoire de cette affection. L'asthme est rangé parmi les névroses des fonctions respiratoires, et cependant, il est rare qu'il dépende d'une irritation primitive des nerfs du systême pulmonaire ; il se rattache, dans la majorité des cas, à la bronchite aiguë ou chronique, aux affections du cœur, des gros vaisseaux, de la plèvre, de l'estomac, de la matrice, etc., et, dans ces diverses circonstances, l'asthme n'est point la maladie principale, c'est un épisode, une complication, un effet secondaire.

Parmi les causes prédisposantes et occasiones de l'asthme, on range l'hérédité (1); e mauvaise conformation de la poitrine, la vieillesse, l'obésité, etc.; la suppression d'un exanthême, d'une hémorragie; le séjour habituel dans des lieux où l'atmosphère est chargée de vapeurs irritantes, de matières pulvérulentes; l'exposition à un air froid, les accès de colère, les affections morales, puis la bron-

(1) Nous avons plusieurs fois, dans le cours de cet ouvrage, employé le mot *hérédité*, pour désigner une des causes prédisposantes des affections dont nous nous sommes occupé, sans donner à cette dénomination le sens que les médecins fatalistes y attachent. Nous ne croyons pas qu'un enfant, né d'un père ou d'une mère phthisique, anévrismatique, goutteux, soit prédestiné à contracter la même maladie, ou qu'il porte le germe préexistant des affections morbides auxquelles ses parens ont succombé. La médecine physiologique voit dans l'hérédité une condition organique transmissible aux enfans, comme le sont les tempéramens, la forme du corps, les dispositions physiques et morales, condition organique qui les expose à être affectés des mêmes maladies qu'ont éprouvé leurs parens, quand d'ailleurs ils ne prennent pas le soin d'éviter les causes occasionnelles et provocatrices de ces affections.

L'hérédité est donc, suivant nous, une disposition organique, innée, qu'on peut modifier et même corriger, dans la majorité des cas, à l'aide des précautions hygiéniques sagement employées.

chite, la gastrite, l'inflammation de la plèvre, du poumon, du cœur et des vaisseaux artériels et veineux.

Les accès de l'asthme convulsif surviennent ordinairement pendant la nuit ou vers le soir, plus rarement dans le jour; l'invasion a lieu subitement; d'autres fois, elle est précédée d'une difficulté de respirer d'abord légère, comme dans le cauchemar; le malade se réveille en sursaut; il ressent une constriction à la poitrine qui le force à se tenir sur son séant ou débout, la tête élevée, pour respirer plus librement; l'air pénètre difficilement dans l'arbre bronchique contracté, et fait entendre un sifflement très-fort pendant l'inspiration; le malade demande de l'air, se cramponne à son lit, et fait de violens efforts pour dilater sa poitrine; tous les muscles sont en contraction, la face est pâle ou rouge, elle exprime la crainte et la douleur; la voix est entrecoupée, embarrassée; s'il survient de la toux, elle est sèche, pénible, incomplète; le pouls est naturel ou vîte, petit, intermittent, il y a soif; la peau est chaude comme dans un accès de fièvre; cette angoisse dure quelquefois une demi-heure, une heure, ensuite la respiration devient moins pénible, le visage se ranime, la toux est moins haute, moins difficile; le spasme bronchique se relâche, et l'accès se termine au moyen d'une abondante expectoration de mucosités limpides; alors le malade, accablé de fatigue, retombe sur son lit et se livre au sommeil. Tels sont les principaux traits distinctifs de l'asthme dessinés par *Aretée* et les auteurs de nosologies.

La plupart des asthmatiques conservent, pendant l'intervalle des accès, une respiration courte qui les force à reprendre souvent haleine. Lorsqu'ils parlent, la respiration reste également plus ou moins sifflante, et elle prend surtout ce caractère à l'approche des accès, qui n'offrent d'ailleurs rien de régulier dans leur retour; ils se rapprochent néanmoins, sont plus intenses pendant l'hiver, et reparaissent à la moindre cause, lorsque l'affection principale a fait de tels progrès, que le malade touche au terme de son existence.

Pour établir un diagnostic certain de l'asthme, et baser un traitement rationnel, il faut nécessairement rechercher et connaître la cause directe ou indirecte qui donne lieu aux phénomènes spasmodiques des bronches. La colère, les passions en général, occasionnent quelquefois des accès d'asthme chez les personnes dont le canal aérien jouit d'une irritabilité trop considérable, sans inflammation thoracique ou gastrique. Cette seule variété de l'asthme mérite le nom de nerveuse : elle est, sans aucun doute, le produit d'une irritation morbide idiopathique des nerfs bronchiques ; c'est une névrose primitive qui, en s'exaspérant ou se renouvelant sans cesse, se complique bientôt de la phlegmasie de la membrane muqueuse pulmonaire. Cette dernière affection préexiste dans la majorité des cas, et c'est alors la phlegmasie, qui exalte la contractilité du tube et produit la constriction ; l'asthme n'est alors qu'une complication de la bronchite aiguë ou chronique. La gastrite ne se borne pas toujours à produire sympathiquement une toux sèche à secousses, elle réagit aussi sur les bronches, détermine la constriction et des accès d'autant plus violens, que la souffrance gastrique est plus intense. Les inflammations de la plèvre, des poumons, du cœur, des gros vaisseaux, et les modifications organiques qu'elles déterminent, telles que l'infiltration séreuse, les épanchemens dans les cavités pleurales, l'œdème l'emphysème du poumon, le séjour forcé du sang dans l'appareil pulmonaire, enfin toutes les causes d'irritation, de compression, peuvent développer la série des phénomènes nerveux qui constitue l'asthme symptomatique ou secondaire. Pour faire l'histoire complète de cette affection, il faudrait détailler toutes ces causes, décrire toutes ces maladies, ce qui ne rentre point dans le but que nous nous sommes proposé.

On a prétendu trouver la source de l'asthme dans une irritation cérébrale déterminant la convulsion des muscles inspirateurs; mais on a évidemment pris l'effet pour la cause, car si les muscles inspirateurs ne dilatent point la poitrine, c'est parce que les bronches contractées ne veulent pas se laisser distendre, et retiennent les muscles qui sont alors sous leur dépendance, sans que la volonté puisse contrebalancer l'influence nerveuse des nerfs ganglionnaires qui mettent ces muscles aux ordres du viscère. On observe le même phénomène dans les irritations gastro-intestinales, lorsque les plans musculaires qui forment les parois abdominales suivent la rétraction des intestins, se rapprochent et s'appliquent sur la colonne vertébrale.

L'asthme n'est donc, dans la pluralité des cas, qu'une complication très-grave sans doute, mais qui ne devient point cause de la mort; ce sont les progrès des inflammations gastriques cardiaques ou pulmonaires, qui font périr les malades. A l'ouverture des cadavres, on trouve la rougeur, l'épaississement et même l'ulcération de la membrane muqueuse pulmonaire; les altérations organiques des viscères digestifs, l'anévrisme du cœur ou des gros vaisseaux, l'ossification, les rétrécissemens de l'aorte et des valvules, des épanchemens de liquides dans les cavités pleurales, des infiltrations séreuses, sanguines, l'hépatisation, l'emphysème du poumon, en un mot, tous les désordres que l'inflammation des viscères digestifs et pectoraux ont coutume de produire.

Le traitement de l'asthme, pour être assis sur des bases physiologiques, doit être dirigé contre la phlegmasie du viscère qui a développé les phénomènes nerveux. Les anti-spasmodiques sont également utiles, pendant les accès, pour diminuer ou rompre le spasme bronchique; mais ce sont des palliatifs qui n'exercent aucune action curative sur les organes malades : toutes les personnes affectées d'une inflammation pectorale ou gastrique ne deviennent point asthmatiques, quoique d'ailleurs on trouve à l'ouverture des cadavres les mêmes altérations organiques; il faut donc nécessairement supposer, pour l'explication des phénomènes, une prédisposition héréditaire ou acquise, qui consiste dans l'état névropathique du canal aérien : cette considération doit influer sur le traitement, le modifier, dans le but de remédier à l'irritabilité vicieuse et à la convulsion des bronches. Lorsque l'asthme dépend de la bronchite aiguë ou chronique, le traitement du catharre pulmonaire doit être mis en usage ; il convient alors de faire appliquer des sangsues en nombre suffisant au-dessous des clavicules, de prescrire des boissons chaudes émollientes et les révulsifs, etc. On recommande la saignée générale et locale, pour diminuer la pléthore et la violence des accès, lorsque le cœur et les gros vaisseaux sont affectés, et ensuite la poudre de digitale, qui ralentit la circulation, en déterminant sur l'estomac une sensation particulière et désagréable. L'opération de l'empyème est également indiquée pour évacuer les liquides dont la présence comprime le parenchyme pulmonaire et irrite les divisions bronchiques. Enfin, le traitement rationnel de l'asthme doit être basé sur la connaissance de la maladie principale et sur les moyens médicaux propres à en obtenir la résolution. Si on ne peut parvenir à arrêter la maladie dans sa marche, ou si la désorganisation est consommée, tout espoir de guérison est perdu, et le malade succombera, non pas à l'asthme, mais à l'altération organique: le médecin doit alors chercher à calmer les douleurs, en combattant l'excès de l'inflammation, et en mettant en usage une série de médicamens qui ne produisent jamais qu'un soulagement momentané : ces médicamens doivent être également employés lorsque l'habitude convulsive des bronches tend à s'établir avec répétition des phénomènes nerveux. On a vanté, pour obtenir ce résultat, la belladone, l'acide hydro-cianique, la morphine, l'éther, le camphre, la valériane unie à l'oxide de zinc, etc., etc. Toutes ces substances agissent en stimulant; elles rompent les mouvemens nerveux, ou révulsent l'irritation sur d'autres organes; elles sont toujours dangereuses administrées empiriquement, et on ne peut en tirer des avantages que lorsqu'on examine attentivement l'état des organes de manière à pouvoir calculer l'effet qu'elles doivent y produire.

Pendant les accès, on doit débarrasser le malade des vêtemens qui lui serrent la poitrine, l'exposer à l'air libre, pour faciliter la respiration, et, afin de diminuer la violence du spasme, on conseille de lui faire prendre quelques cuillerées d'une potion éthérée; lorsque l'asthmatique est menacé de suffocation, qu'il est d'un tempérament sanguin et pléthorique, une légère saignée peut être utile; elle pourrait toutefois devenir dangereuse, en déterminant un vide subit dans le cœur pendant le spasme bronchique. Alors les sangsues à l'anus sont indiquées; elles sont même préférables dans la pluralité des cas, puisqu'elles mettent le malade à l'abri de tout accident. On doit avoir recours ensuite aux bains de pieds fortement sinapisés, et même aux sinapismes appliqués sur les extrémités.

## *De la Bronchite convulsive ou Coqueluche.*

On a donné le nom insignifiant de coqueluche à une maladie couvulsive qui, d'après le siége qu'elle occupe, la nature de l'affection et les symptômes qu'elle développe, est désignée maintenant sous le nom de bronchite convulsive. Classée au nombre des névroses, elle en diffère essentiellement en ce que les symptômes nerveux sont le résultat de l'inflammation de la membrane muqueuse pulmonaire, avec augmentation de la sensibilité et de la contractilité du tube aérien que l'irritabilité particulière du sujet et les causes générales d'excitation provoquent, sous l'influence de la bronchite.

Les symptômes de la coqueluche sont précédés de ceux du catharre pulmonaire aigu sans complication. Les malades, après s'être exposés à l'air froid, humide, ou à toute autre cause d'irritation pulmonaire, éprouvent dans les bronches une sensation de chaleur, de démangeaison : cette sensation, rapportée au larynx, à la bifurcation des bronches ou derrière le sternum, excite la toux avec constriction plus ou moins forte de l'arbre bronchique et défaut de dilatation du thorax, ce qui rend la respiration peu naturelle, gênée, pénible et sifflante; le pouls reste à peu près dans son état normal, à moins toutefois que l'inflammation ne pénètre jusqu'au parenchyme pulmonaire; on observe une disposition prononcée au frisson, une céphalalgie frontale plus ou moins vive que la stase du sang dans la tête occasionne, la lassitude des membres, la rougeur de la langue, car il y a toujours dans le catharre pulmonaire aigu un certain degré de gastrite : tels sont les prodomes de la coqueluche, et ces symptômes appartiennent à la bronchite aiguë ; mais bientôt l'action de gaz irritans, d'un air vif et froid sur le tissu des bronches exalte la sensibilité de ce canal, et la bronchite devient convulsive. Alors le contact de l'air est très-douloureux, et la toux, toujours sèche, revient par quintes plus ou moins fortes, suivant l'intensité de l'inflammation pulmonaire et l'irritabilité du malade.

L'invasion des quintes a pour signe précurseur un picotement assez vif éprouvé à la gorge. Le malade, averti, se place debout, se cramponne de manière à donner un point fixe d'appui aux muscles inspirateurs, pour faciliter la dilatation de la poitrine. Il fait une grande inspiration, suivie d'expirations saccadées et convulsives, de nouvelles inspirations plus pénibles, pendant lesquelles l'air fait entendre un sifflement aigu dans les bronches : il éprouve une angoisse extrême, faute d'air ; il frappe du pied, trépigne, la face se gonfle, devient rouge, vultueuse, les veines du col et de la face grossissent et se dessinent fortement sous la peau ; les yeux s'injectent, des larmes abondantes en découlent ; les glandes salivaires secrètent avec abondance, et une humeur limpide, filante, s'écoule de la bouche ; les artères de la tête battent avec violence ; le pouls est vîte, fort fréquent, irrégulier ; les extrémités se refroidissent ; vers la fin de l'accès, le malade vomit avec peine des matières muqueuses et épaisses, ou les alimens contenus dans l'estomac, après quoi il est de suite soulagé et n'éprouve plus d'autres symptômes, jusqu'à l'invasion d'une nouvelle quinte. La toux est sèche dans les premiers accès, et, dans le plus haut degré de la maladie ; elle devient ensuite plus grasse, et l'expectoration plus facile hâte la terminaison de la maladie.

Les quintes sont quelquefois tellement violentes, que les malades ne peuvent plus respirer, se renversent, éprouvent des mouvemens convulsifs, pendant lesquels ils laissent échapper les urines et les matières fécales. Les quintes, qui durent souvent quelques minutes, surviennent habituellement le soir ou pendant la nuit : il suffit, pour les rappeler, de s'exposer à l'air froid, de respirer des gaz irritans ou des odeurs fétides, de prendre des alimens, ou de voir des personnes éprouver des quintes de toux, etc. Cette maladie persévère pendant quinze jours, un mois, rarement au-delà, lorsqu'on met en usage un traitement rationnel. Quand la coqueluche se termine d'une manière favorable, la constriction des bronches diminue, les quintes deviennent moins fortes et moins longues, l'expectoration est plus facile et plus abondante et les vomissemens sont moins pénibles ; mais si la maladie se prolonge, il survient alors soit une pneumonie chronique, une gastrite; ou une inflammation cérébrale.

L'extrême irritabilité dont jouissent les enfans et les femmes très-nerveuses les prédispose à contracter cette maladie lorsqu'ils sont affectés de bronchite; elle est plus rare chez les hommes, et elle se développe difficilement dans la vieillesse. Cependant il n'est pas de médecin qui ne l'ait observée chez des personnes avancées en âge, dans l'hiver de 1824, à Paris, où elle a régné épidémiquement.

Lorsque l'irritation est fixée sur un organe, les sympathies organiques et de relation se développent, et cette irritation s'élance d'un point sur un autre, ou, sans abandonner le viscère principalement affecté, elle s'étend de proche en proche sur d'autres organes qu'elle rendrait autant de foyers d'inflammation, si, dès le début, on ne combattait activement ces phlegmasies secondaires; ainsi, dans la coqueluche, l'appareil pulmonaire n'est pas seul irrité, il existe toujours un certain degré de gastrite, ce qui a fait naître la singulière idée de placer le siége de cette affection dans l'estomac. Si cet organe est irrité, c'est secondairement, sympathiquement; c'est parce que toutes les douleurs transmises au cerveau vont de suite retentir dans les viscères et particulièrement dans le cœur et dans les organes de la digestion. L'irritation bronchique remonte quelquefois vers le larynx, surtout quand on expose le malade à l'action d'un air froid, l'inflammation se développe et la coqueluche se complique du croup. D'autres fois elle pénètre dans le parenchyme pulmonaire, le traverse, parvient à la plèvre et produit ainsi une succession de bronchite, de pneumonie ou de pleurésie. Toutes ces actions et réactions organiques et sympathiques, proches et éloignées, s'expliquent maintenant en médecine par le phénomène fondamental, l'irritation, et par les sympathies morbides qu'elle met en jeu.

Pendant les accès, le cerveau devient le siége d'une congestion très-forte qui, se renouvelant à chaque quinte, tend à déterminer une irritation idiopathique dans la pulpe cérébrale ou dans ses membranes. Une des suites les plus communes et les plus dangereuses de la coqueluche, est la pneumonie : les bronchites aiguës ou chroniques produisent très-facilement, sur les sujets disposés à l'irritation des vaisseaux blancs, l'endurcissement, l'hépatisation du parenchyme pulmonaire, le développement des tubercules et la phthisie ; ces tubercules ne préexistent pas, leur existence est due à l'extension de la phlegmasie au poumon, et on peut les prévenir à l'aide d'un traitement anti-phlogistique et révulsif.

La coqueluche est donc une maladie essentiellement inflammatoire. Elle se développe ordinairement une seule fois, quoique beaucoup de personnes en aient été atteintes à différentes époques de leur vie. Elle règne habituellement d'une manière épidémique chez les personnes exposées aux mêmes influences locales, sans qu'on ait besoin de recourir, pour expliquer le développement de la maladie, à l'action de miasmes d'une nature particulière, et contagieux. Le vulgaire croit fermement à la contagion de la coqueluche, et il est étonnant, et même affligeant, que quelques hommes de l'art puissent partager une erreur aussi grossière. Si les médecins recommandent d'éloigner un enfant affecté de cette maladie de ceux qui ne le sont pas, c'est parce que, dans les saisons froides, les enfans irritables sont disposés à contracter la maladie; sont disposés à tousser s'ils entendent les quintes de toux, s'ils voyent les mouvemens convulsifs de ceux qui les éprouvent. La précaution est donc utile et sage, et ne prouve rien en faveur de la contagion.

Le pronostic de la coqueluche doit être rarement fâcheux, à moins qu'elle n'affecte des sujets dont la poitrine est mal conformée, qu'elle ne traîne en longueur, ou qu'il ne se développe consécutivement des points de phlegmasie dans les autres viscères. Ce ne sont point, en effet, les accès de la coqueluche qui donnent la mort, c'est l'engorgement et l'irritation cérébrale, c'est l'inflammation du larynx avec production de fausses membranes, c'est la gastro-entérite, d'autant plus violente qu'elle est mal traitée, c'est, enfin, la phlegmasie pulmonaire, extension morbide, la plus redoutable qui puisse survenir pendant le cours de la coqueluche. Les accès perdent souvent de leur violence et de leur intensité; ils tendent même à se dissiper; mais si la toux persiste, et qu'on reste inactif, simple spectateur des efforts de la nature, l'irritation envahit lentement le poumon, le carnifie, développe des tubercules, et la mort arrive lorsqu'on croit le malade en convalescence.

Eloigner toutes les causes d'irritation pulmonaire; soustraire le malade à l'action d'un air froid et humide; le placer dans un appartement échauffé; lui donner des boissons chaudes émollientes; diminuer la nourriture, ou la retrancher totalement, suivant l'état des organes pectoraux et gastriques, ce sont les premiers préceptes à mettre en pratique dans toute bronchite aiguë, et dans toute coqueluche : ensuite on conseille de faire appliquer quelques sangsues au-dessous des clavicules, pour diminuer l'inflammation catharrale; de faire maintenir sur la poitrine, pendant la nuit, des cataplasmes émolliens chauds; de donner quelques cuillerées d'une potion gommeuse, légèrement narcotique dans la nuit et la journée, et des pilules composées de deux à quatre grains d'extrait de laitue, dont l'action sédative sur le systême nerveux diminue l'intensité des quintes sans produire, comme les autres substances narcotiques, de sur-excitation gastrique. C'est dans le même but qu'on a proposé la belladone, l'extrait de ciguë, médicamens qui ne jouissent, au reste, d'aucune vertu particulière, et qui n'exercent sur la maladie aucune autre action spécifique. Quand la chaleur de la peau est diminuée, que le pouls est moins fort et moins plein, on recommande les révulsifs, et de préférence la pommade du docteur *Autenrieth* en frictions, sur les parois thoraciques, dont plusieurs médecins ont tiré des avantages réels. Le traitement des extensions morbides n'est pas moins essentiel que celui de la coqueluche, puisque ce sont elles qui exposent les jours du malade. Ainsi, lorsque la gastro-entérite consécutive est menaçante, elle doit être combattue par des applications de sangsues sur l'épigastre, et par la diète. S'il se développe quelques symptômes d'irritation cérébrale, du larynx, du poumon, de la plèvre, les saignées locales doivent être promptement faites sur les parties latérales ou antérieures du cou, ou sur la poitrine pour faire avorter l'inflammation. Enfin, lorsque la coqueluche traîne en longueur, et qu'elle laisse à sa suite un engorgement inflammatoire du poumon, le traitement physiologique de la pneumonie chronique doit être mis promptement en usage si on veut prévenir le développement de la phthisie pulmonaire.

Le but que doit donc se proposer le médecin dans le traitement de la coqueluche est d'apaiser l'irritation inflammatoire de la membrane muqueuse bronchique, de modérer le spasme nerveux, et de poursuivre l'inflammation dans tous les organes où elle s'est développée secondairement, à l'aide des anti-phlogistiques, des révulsifs, et des narcotiques administrés dans un temps opportun, et à des doses appropriées à la force et à la susceptibilité des sujets. Il y a loin de ce traitement physiologique à celui des anciens médecins. N'est-ce pas évidemment nuire aux malades que de leur donner au début de la maladie, à l'exemple du docteur *Macartan*, le vin chaud et le rhum, ou des gargarismes astringens, comme, d'après le même médecin, il est d'usage de procéder dans les Indes orientales; d'administrer le sulfure de potasse, le carbonate de soude, les vomitifs et les purgatifs pour enlever les saburres; le lichen d'Islande, la rhubarbe, l'ipécacuanha, le quinquina, pour remédier à la faiblesse.

## *Des Asphyxies.*

Le défaut d'air, l'introduction de certaines substances gazeuses dans le tissu pulmonaire, la submersion, la strangulation, interrompent la respiration et la circulation, éteignent le sentiment et le mouvement, et suspendent la vie: ces phénomènes caractérisent l'asphyxie. Classée dans les nosologies de *Sauvages* et de *Vogel* au nombre des maladies asthéniques, l'asphyxie est placée parmi les névroses de la respiration dans la nosographie philosophique. M. *Broussais* fait observer que les asphyxies du professeur *Pinel* sont effectivement des maladies nerveuses, mais qu'elles sont aussi très-fréquemment d'un caractère mixte ; que l'obstacle aux cours du sang, l'apoplexie, l'inflammation en sont dans bien des cas les causes ou les effets ; qu'il faut donc les considérer sous des rapports multipliés, et que, pour cette raison, leur classement est vicieux, puis qu'il tend à les faire voir d'une manière trop exclusive.

L'asphyxie primitive est déterminée par la soustraction de l'oxigène, ou par l'introduction dans le poumon de gaz non respirables ou délétères. L'absence de l'air vital, ou la présence de ces gaz, anéantissent l'irritabilité dans les organes ; la débilité survient, l'état asphyxique s'établit, et la vie s'éteint. La nature déploie toujours de grands efforts pour rétablir l'équilibre, et, à moins qu'une atteinte profonde et subitement mortelle n'ait été portée sur le système sensitif, la nature réagit au moyen de l'inflammation ; cette réaction peut avoir lieu sur la peau, sur les viscères ou les appareils nerveux, d'où résultent des phlegmasies ou des névroses consécutives.

Les asphyxies sont donc primitives, avec ou sans réaction. Dans le premier cas, la nature lutte contre les causes qui tendent à éteindre l'irritabilité, et rétablit l'équilibre en déterminant des congestions et des phlegmasies : dans le second, la mort est subite. L'asphyxie secondaire ou symptomatique dépend des lésions organiques qui mettent obstacle à la respiration : c'est ainsi qu'agissent les commotions cérébrales, les irritations de l'encéphale, les obstacles au cours du sang, etc. Quoique le phénomène principal de l'asphyxie soit l'extinction de l'irritabilité, par privation d'un des stimulans qui entretient la vie, l'oxigène, elle est précédée de l'inflammation lorsqu'elle est symptomatique, et elle développe des phlegmasies lorsqu'elle est primitive.

### *De l'Asphyxie par soustraction de l'Oxigène.*

Lorsque l'air ne pénètre pas dans le poumon, le sang se trouve être privé tout-à-coup, faute d'oxigénation, des qualités qui lui sont nécessaires pour l'entretien des fonctions; il reste noir, chargé d'acide carbonique, et n'a plus cette chaleur que la combustion pulmonaire lui communique : il parvient dans cet état aux organes, les frappe de stupéfaction, anéantit l'irritabilité et la vie. Les causes de cette espèce d'asphyxie sont primitives et directes, secondaires ou indirectes : les premières dépendent de tous les obstacles mécaniques qui empêchent l'air de pénétrer dans le tissu pulmonaire; c'est ainsi qu'agissent la submersion, la strangulation, la compression de l'abdomen et de la poitrine, la constriction de la glotte, le gonflement des amygdales, la tuméfaction de la langue, la présence du pus, du sang dans le canal aérien, le développement d'une tumeur dans le pharynx ou l'œsophage, l'accès de l'air dans les cavités pleurales, l'hydropisie de la poitrine, les plaies du diaphragme, la présence d'un corps étranger dans les bronches, etc.

La *strangulation* est une des causes les plus fréquentes de l'asphyxie. Elle donne la mort de plusieurs manières. D'abord, la trachée artère comprimée ne permet plus l'introduction de l'air dans les poumons ; en même temps, la compression du cou détermine un engorgement considérable de sang dans le cerveau, de telle sorte, qu'il pourrait y avoir apoplexie et asphyxie secondaire, si le défaut d'air ne produisait de suite l'asphyxie. Lorsque la personne suppliciée est en même temps pendue, la mort peut dépendre alors d'une lésion des agens de la respiration, de la luxation des vertèbres cervicales, et de la compression de la moelle allongée : l'extinction de la vie est alors instantanée.

Dans la *submersion*, il y a tout à la fois privation d'oxigène et de calorique : l'asphyxie est alors primitive; elle dépend de la privation complète de l'air; elle survient avant que l'action du froid ait déterminé un engorgement dans le cerveau et un état d'apoplexie.

Les asphyxies secondaires dépendent de l'irritation et de l'inflammation cérébrale, des commotions du cerveau, de l'action du froid, qui refoule le sang dans les viscères et dans l'appareil encéphalique, etc. L'asphyxie des nouveaux nés est, dans la pluralité des cas, un effet symptomatique de la compression du cerveau. Lorsque le travail de l'enfantement a été difficile, que le cordon a été long-temps comprimé, alors la circulation est interrompue, le sang stagne dans l'encéphale, et le cerveau, stupéfié et comprimé, ne réagit pas sur les puissances respiratrices : la poitrine reste immobile, et l'enfant périt. D'autres fois la respiration s'établit d'une manière imparfaite; les mucosités qui engouent la trachée artère, nuisent à l'introduction de l'air dans le poumon; le nouveau né râle, et succombe à l'asphyxie, qui est alors primitive, sans engorgement cérébral.

Les asphyxies primitives sont toutes mortelles lorsqu'on ne soustrait pas très-promptement les asphyxiés à l'action des causes qui empêchent l'oxigénation du sang ; si le malade échappe à la mort, la réaction s'établit, et elle est d'autant plus forte que l'atteinte, portée sur le systême nerveux, a été plus profonde. Il se développe alors des phénomènes nerveux ou des phlegmasies consécutives dans les viscères, assez intenses pour faire périr les malades. Quant aux asphyxies secondaires, elles sont le symptôme d'une violente phlegmasie, qui a troublé à un tel degré l'harmonie des fonctions, qu'elles se manifestent ordinairement pendant l'agonie.

Ce premier genre d'asphyxie est donc le produit du défaut d'oxigénation du sang; ce fluide ayant conservé dans les poumons toutes les qualités du sang veineux, passe dans les cavités gauches du cœur, arrive au cerveau et parcourt toutes les divisions artérielles; privé d'oxigène, il a perdu ses propriétés excitantes et nutritives, et à chaque pulsation du cœur, il devient plus impropre à l'entretien de la vie; le cerveau est d'abord stupéfié, il perd la faculté de sentir et de réagir; cependant, le sang noir continue d'être lancé au moyen du cœur, dont l'irritabilité n'est pas encore éteinte; il pénètre de nouveau tous les tissus, toutes les parties, de manière que les vaisseaux ne contiennent bientôt plus que du sang veineux; enfin, le poumon succombe, la contractilité du cœur s'anéantit totalement, et la mort survient après le dernier battement de ce muscle par extinction totale de l'irritabilité, qui du cœur et des poumons se transmet successivement et graduellement à toutes les parties du corps.

A l'ouverture des cadavres, on trouve les cavités droites du cœur, les veines caves pulmonaires, les artères pulmonaires gorgés de sang noir : les cavités gauches contiennent également en moins grande quantité du sang de même nature; le cerveau ne présente pas de désordres remarquables, si ce n'est une injection plus foncée des vaisseaux. Lorsqu'il y a eu strangulation, les vaisseaux et les sinus sont gorgés de sang veineux; quant à la submersion, elle n'occasionne point ordinairement l'engorgement de la substance cérébrale. Dans les différentes espèces d'asphyxies, la peau est rouge, marbrée, d'autres fois très-pâle; ces phénomènes dépendent de la durée, de la rapidité ou de la lenteur de l'asphyxie.

---

## *De l'Asphyxie par l'action de gaz non-respirables, irritans ou délétères.*

L'asphyxie, dans les cas les plus ordinaires, est un effet de la nature des gaz qu'on respire dans les milieux où l'on est plongé, sans qu'un empêchement mécanique s'oppose à l'introduction de l'air dans les poumons, sans qu'il y ait obstacle à l'ampliation de la poitrine. Ces gaz non-respirables présentent des différences dans leur mode d'action, qui les ont fait partager en trois classes : ce sont les gaz privés d'oxygène, les gaz irritans et les gaz délétères.

La *première classe* contient *l'azote :* l'asphyxie survient alors dans les lieux où l'air n'est pas renouvelé, lorsqu'il s'y rencontre surtout des substances avides d'oxigène ; le *gaz acide carbonique* qui se développe dans les lieux où sont déposés des liquides en fermentation, dans les fours à chaux et dans certains endroits souterrains où il est naturellement exhalé ; la *vapeur de charbon* formée d'oxide de carbone et d'acide carbonique, l'*hydrogène pur*, et l'*air* que la respiration ou la combustion ont altéré, et qui ne contient plus alors que de l'azote et de l'acide carbonique. Dans ce genre d'asphyxie, la mort est efois subite; elle est ordinairement précédée de violens maux de tête, de vertiges, de donnemens, d'une difficulté considérable à espirer, de palpitations, de nausées, de vomissemens, de somnolence, d'une faiblesse extrême, de tremblemens, de défaillance et de perte de connaissance; il y a dans ces asphyxies, débilité, diminution et abolition de l'irritabilité, couleur noire du sang. Tous ces phénomènes dépendent de la soustraction de l'oxigène.

La *deuxième classe* comprend l'*oxigène pur*, le *chlore*, les vapeurs *des oxides et des acides minéraux*, les vapeurs *nitrique*, *hydro-chlorique*, l'*acide sulfureux*, l'*ammoniaque;* ces gaz possèdent des propriétés irritantes qui agissent violemment sur les bronches, la muqueuse et le tissu pulmonaire, qu'ils enflamment et rubéfient; les malades éprouvent de la toux, de la suffocation, des convulsions très-vives; il se fait en même temps un engorgement de sang dans les poumons, la tête et les voies gastriques; l'irritabilité s'épuise, et le malade expire. L'ouverture des cadavres offre, indépendamment de l'engorgement sanguin, des traces de phlegmasies aiguës dans les viscères, que la réaction a déterminées, lorsque l'asphyxie n'a pas été subite.

On a placé dans la *troisième série*, les gaz

acides *hydro-sulfurique*, le *plomb* formé d'un mélange de gaz hydrogène sulfuré, d'ammoniaque libre et combinée, et d'azote ; le gaz *hydrogène-arsenié*, l'*hydro-sulfate d'ammoniaque*, le gaz *hydrogène carboné*, le gaz *acide nitreux*, le *deutoxide d'azote* : ceux-ci sont d'autant plus dangereux, que plus déliés, ils agissent à la manière des poisons irritans, septiques ou délétères; ils portent une atteinte profonde sur le système nerveux, et anéantissent la vie en peu d'instans.

Toutes les espèces d'asphyxies diffèrent les unes des autres, sous le rapport de la durée, de la marche des symptômes et des accidens consécutifs; ces différences dépendent de la nature des gaz introduits dans les poumons, et du temps plus ou moins long pendant lequel les malades ont été soumis à la privation de l'air ou à l'action de ces gaz. La mort est généralement beaucoup plus prompte, lorsque l'asphyxie dépend de l'inspiration de gaz septiques; elle peut être alors instantanée, subite, ce qui n'a point lieu quand il y a défaut d'air, ou respiration de gaz qui ne contiennent pas d'oxigène; ceux-ci empêchent seulement l'oxigénation du sang; ceux-là, indépendamment de l'obstacle qu'ils opposent à l'hématose, agissent comme substances vénéneuses volatiles, ils pénètrent subitement le système nerveux, au moyen de la respiration; ils déterminent un engorgement dans les viscères et éteignent avec une extrême promptitude, toute espèce d'irritabilité; si toutes les causes d'asphyxies agissaient avec cette violence, il serait rarement possible de pouvoir réveiller l'irritabilité et de sauver la vie aux malades; mais toutes n'ont point la même énergie, et il est possible alors, à l'aide de moyens rationnels promptement administrés, de ranimer la vie prête à s'éteindre. Dans le plus haut degré d'action, la mort est subite, sans qu'il soit possible, quelques moyens qu'on mette en usage, de rétablir la sensibilité et d'exciter une réaction favorable; mais si les causes ont agi avec moins d'intensité, et que l'asphyxié ne succombe pas de suite, la nature a le temps de réagir; le malade ressent des douleurs très-vives dans les membres, une céphalalgie insupportable, et il se développe secondairement des phlegmasies dans les organes gastriques, pectoraux et cérébraux.

Le pronostic des asphyxies doit être basé sur leur nature, sur la violence des symptômes qui les accompagnent, et sur le temps pendant lequel le malade a été soumis à la privation d'air ou à l'action d'un gaz irritant ou délétère. S'il s'agit d'asphyxies par privation d'air, le cas sera d'autant plus grave, que le malade aura été plus de temps sans pouvoir respirer, car alors le sang veineux peut avoir frappé de stupeur le cerveau et le système nerveux à un tel point, qu'il soit impossible de les tirer de cet état d'engourdissement; les asphyxies que produit l'action des gaz irritans ou délétères, sont beaucoup plus redoutables, eu égard à la rapidité avec laquelle ils éteignent la vie; si ces gaz ont agi quelque temps sur les voies respiratoires, la mort est inévitable. Dans tous les cas possibles, le pronostic ne doit pas être rassurant sans restriction, attendu que les phlegmasies secondaires que la réaction provoque, deviennent souvent cause de mort. Quant aux asphyxies symptomatiques, elles n'offrent de danger que lorsque la maladie dont elles dépendent, est, par sa nature et son degré d'intensité, mortelle ou curable.

Le but que les médecins se proposent dans le traitement de l'asphyxie est de rétablir la circulation, la respiration, de réveiller la sensibilité, de détruire les congestions viscérales, puis ensuite de combattre les phlegmasies secondaires. Parmi les secours à donner aux asphyxiés, il en est de généraux, qui conviennent à tous les genres d'asphyxies : détruire l'obstacle qui empêche l'air de pénétrer dans le poumon, débarrasser les voies aériennes des matières qui les obstruent, placer les malades au grand air, enlever tous les vêtemens dont la compression nuit à la circulation capillaire, insuffler, à l'aide d'instrumens convenables, un air pur dans les bronches, frictionner doucement la région précordiale et l'épigastre, pour réveiller la sensibilité du cœur et rétablir les mouvemens de cet organe, chatouiller la membrane pituitaire avec les barbes d'une plume, placer sous les narines des liquides volatils irritans, tels que l'ammoniaque et l'acide acétique, afin d'exciter les mouvemens du diaphragme, etc., etc. Lorsque l'asphyxie dépend de l'action du froid, que les malades sont plongés dans la débilité, avec langueur de la circulation, on recommande de pratiquer des frictions sur la poitrine, l'épigastre et les membres avec de l'eau froide d'abord, ensuite tiède, puis chaude. Cette gradation est nécessaire pour prévenir les effets de l'application d'une trop forte chaleur sur des parties privées de sensibilité, qui ne sont pas en état de réagir contre l'excès de calorique. Quand la circulation est ranimée, il convient alors de détruire les congestions au moyen de la saignée et des sangsues appliquées sur les viscères. Lorsque l'asphyxie est le résultat de la soustraction combinée de l'oxigène et du calorique, comme dans la submersion, on recommande d'insuffler de l'air très-promptement dans les bronches, de réchauffer la peau graduellement, de la frictionner, et, quand l'asphyxie est dissipée, de pratiquer une saignée et quelquefois de provoquer une évacuation des intestins. L'asphyxie par strangulation nécessite de plus la saignée de la veine jugulaire, qui dégorge plus facilement le cerveau et rend alors la respiration moins difficile. L'insufflation ne suffit pas toujours dans les asphyxies des nouveaux nés, il faut agir contre la cause qui empêche la respiration de s'établir; si la présence des mucosités des glaires dans l'arrière-bouche et les bronches produit un défaut de respiration, l'enfant doit être placé sur le côté, les pieds un peu plus élevés que la tête, afin que sa poitrine puisse se dégorger; les glaires doivent être retirés, s'il est possible, à l'aide du doigt ou d'un pinceau. Quand la face est rouge, vultueuse, que le cerveau est le siége d'une congestion sanguine, on recommande de couper promptement le cordon et d'appliquer deux petites sangsues derrière les oreilles, afin d'opérer plus directement le dégorgement de l'encéphale et faciliter ainsi le jeu des poumons. Mais

ue l'enfant vient au monde exsanguin, par
dent survenu, soit à la mère pendant le travail de l'accouchement, soit à l'enfant, celui-ci ne respire pas, parce qu'il manque du stimulant nécessaire propre à exciter le cœur, le cerveau et le poumon; l'omphalotomie serait alors mortelle : on conseille de plonger le placenta dans un bain chaud animé de quelques liqueurs spiritueuses, pour rétablir ainsi la circulation de l'enfant à lui-même, de soulever avec précaution le cordon ombilical dont l'union avec le diaphragme paraît si propre, suivant M. *Chaussier,* à exciter la contractilité de ce muscle, et à déterminer la première inspiration, et de mettre en pratique les moyens généraux stimulans.

On recommande encore, dans toute espèce d'asphyxie, d'insuffler de l'air oxigéné dans les voies aériennes, à l'aide d'un soufflet, et de comprimer ensuite les parois de la poitrine pour expulser cet air et imiter le mécanisme de la respiration, de débarrasser le malade de ses vêtemens, pour favoriser l'oxigénation à travers la peau; d'exercer des frictions sur la surface du corps, de stimuler les ouvertures des membranes muqueuses, le voile du palais, l'intérieur des narines, d'exciter l'estomac et les intestins, en y introduisant quelques liquides aromatiques alcooliques et éthérés, de ranimer graduellement la chaleur de la peau au moyen de cendre ou de sable échauffé; on conseille même de pratiquer l'acupuncture à la plante des pieds. Tous ces moyens sont mis en usage pour réveiller l'irritabilité et tirer le plus promptement possible les malades de l'état alarmant dans lequel ils sont plongés. Lorsque l'asphyxie est dissipée, il reste à combattre les phlegmasies consécutives que la réaction a développées.

## DES IRRITATIONS DU CŒUR.

Le cœur, organe central de la circulation, reçoit dans ses cavités droites le sang qui, après avoir perdu dans les organes qu'il vient de parcourir, ses qualités excitantes, vivifiantes et nutritives, revient au point d'où il est parti pour acquérir, au moyen de la respiration et de l'hématose, de nouvelles propriétés qui le rendent propre à l'exercice des fonctions et à l'entretien de la vie; il passe ensuite dans les cavités gauches du cœur, d'où il est lancé de nouveau dans tous les organes. Les mouvemens nécessaires à la progression du sang sont entretenus dans le cœur par les plexus cardiaques, entrecroisemens nerveux formés en grande partie des cordons des nerfs ganglionnaires et des filets du nerf pneumo-gastrique. En raison de cet appareil nerveux considérable, ce muscle jouit d'une irritabilité et d'une contractilité surprenantes; les mouvemens auxquels il se livre sans repos consistent dans une contraction et un relâchement alternatifs des ventricules et des oreillettes; celles-ci agissent ensemble, et il en est de même des ventricules, de manière cependant que la contraction des uns correspond au relâchement des autres. La succession de ces mouvemens a lieu dans l'état normal avec une régularité et une harmonie parfaites, quoique d'ailleurs les battemens du cœur aillent toujours en diminuant, dans un temps donné, depuis la naissance jusqu'à la mort. La contraction des cavités est le résultat du racourcissement des fibres charnues de l'organe qui, dans ses mouvemens de rétraction sur lui-même, pourrait faire refluer le sang des ventricules dans les oreillettes, et des cavités dans les vaisseaux, si des digues placées autour des ouvertures ne résistaient au reflux et ne prévenaient ainsi le trouble qu'il porterait dans la circulation.

Le grand nombre de nerfs, les nombreux plexus qui enveloppent le cœur, sont les principaux mobiles de ses battemens, que favorise la colonne de sang qui sans cesse pénètre dans ses cavités, les excite et les stimule ; mais les mouvemens de ce muscle dépendent-ils du centre de perception avec lequel il communique au moyen de la huitième paire, ou sont-ils entièrement soumis à l'influence des nerfs ganglionnaires ? *Haller* soutint que ce viscère n'était pas sous la dépendance du cerveau ; qu'il tenait ses mouvemens de lui-même ; que les principes de la motilité existaient dans son organisation, et que le sang était son irritant naturel. Les mouvemens du cœur chez les animaux qui n'ont pas de cerveau, ceux des fœtus acéphales, les contractions auxquelles se livre l'organe lorsqu'il vient d'être arraché de la poitrine d'un animal jeune et vigoureux, lui parurent devoir servir de démonstrations et de preuves suffisantes à l'appui de son opinion ; mais on a répondu que les animaux peu élevés dans l'échelle des êtres organisés et qui vivent sans cerveau, ont des ganglions nerveux qui en font l'office ; que l'encéphale remplaçant chez l'homme ces centres nerveux, rien ne prouvait alors que le cœur fût affranchi de la dépendance de cet organe. Quant aux fœtus acéphales, on a objecté qu'il restait une portion de cerveau propre à entretenir pendant quelque temps la circulation ; et que si le cœur, arraché de la poitrine d'un jeune animal, palpitait encore et conservait la faculté de se contracter sous l'influence du galvanisme et de l'électricité, ce phénomène prouvait seulement l'extrême irritabilité dont est doué ce muscle, puisqu'il la conserve encore, quoique n'étant plus en communication avec les sources où il l'a puisée. Comment d'ailleurs expliquer, dans l'hypothèse d'*Haller*, l'influence des facultés intellectuelles, et surtout des passions sur les battemens plus ou moins précipités du cœur, si le cerveau n'y joue pas le principal rôle? Comment pouvoir se rendre compte du ralentissement de ses mouvemens pendant le sommeil et les attaques d'apoplexie, si le centre de perception est passif dans l'action de ce viscère?

Mais puisque la volonté ne peut rien sur les mouvemens du centre de la circulation, l'influence du cerveau sur ce muscle doit donc être essentiellement différente de celle qu'il exerce sur les organes de la vie animale : cette différence paraît tenir à la présence du grand sympathique ; M. *Broussais* pense que les nerfs céphaliques communiquent à la fibrine du cœur les stimulations qui la font agir ; mais comme la volonté ne dirige pas ces stimulations, il établit qu'elles sont réglées par les nerfs ganglionnaires, que ces nerfs reçoivent l'irritation de l'encéphale, qu'ils la dénaturent pour la faire servir à l'entretien des fonctions du cœur; que ces nerfs sont chargés de soutirer continuellement au cerveau, les stimulations nécessaires pour cet objet, sans attendre qu'il éprouve des exaltations d'action extraordinaires, et lors même que la volonté voudrait se refuser à leur fournir cette stimulation.

Le cœur, lié au cerveau, au moyen du nerf pneumo-gastrique, aux viscères par le grand sympathique, et placé entre les deux systêmes sanguins, artériel et veineux, est toujours influencé, lorsqu'une irritation assez intense pour réagir sympathiquement sur lui, se développe dans les organes et les viscères de la vie animale ou organique; il se manifeste alors une série de phénomènes dont l'ensemble constitue l'état fébril. Cette influence sympathique occasionnerait facilement dans le cœur comme dans les autres organes, une phlegmasie, si, par un bénéfice de la nature, il ne résistait à toutes ces stimulations, et ne repoussait énergiquement l'inflammation. Les mouvemens de diastole et de systole s'exécutent chez l'homme en état de santé, sans qu'il en ait la conscience; mais lorsu'une irritation nerveuse ou inflammatoire réagit sur le cœur, qu'une irritation idiopathique de ce muscle se développe, que des passions viennent l'ébranler fortement, alors le rhythme habituel, l'harmonie parfaite des mouvemens sont troublés, et le malade indique sa souffrance en disant que, pour la première fois, il sent son cœur. Dans ces diverses circonstances, la contractilité de l'organe est augmentée : il palpite, il soulève violemment les côtes et s'arrête tout-à-coup, ou bien, dans une nuance plus grave, le muscle constringé est momentanément dans un état de spasme, il précipite ensuite ses battemens, et le malade éprouve en même temps des sensations pénibles à la région précordiale, une douleur sous le sternum et dans le bras, et tombe quelquefois en syncope. Les auteurs ont érigé ces symptômes de l'irritation idiopathique ou sympathique du cœur en névroses, auxquelles ils ont donné diverses dénominations, d'après la nature des phénomènes morbides.

### *Des Palpitations nerveuses, de l'Intermittence du Cœur et de la Sternalgie.*

Les nuances légères des irritations et les phlegmasies des mêmes organes, ont été généralement dispersées, séparées arbitrairement et désignées sous diverses dénominations dans les nosologies, suivant le caprice de chaque auteur. Ce désordre a régné dans la pathologie, jusqu'à l'époque où la médecine physiologique, ne considérant pas seulement le plus haut degré d'intensité d'une phlegmasie, a étudié également les nuances les plus légères, les plus fugitives des irritations, de manière à pouvoir en faire un tout homogène intimement lié, et dont les seules différences furent basées sur le degré, l'intensité de l'affection organique. En procédant ainsi dans l'étude des maladies du cœur, on a bientôt reconnu que les mouvemens anormaux de ce viscère, développés chez les sujets névropathiques, dépendaient, lorsque d'ailleurs ils étaient continus, d'un commencement d'affection de l'organe, affection légère qui dégénérait bientôt en véritable hypertrophie et en anévrisme.

Les causes des mouvemens tumultueux de l'organe central de la circulation, de leur intermittence, de la douleur qu'on y perçoit, résident dans les affections morales, dans l'état du sang trop stimulant, trop riche en matériaux réparateurs; elles dépendent d'une irritation plus ou moins éloignée qui réagit sur l'organe, l'excite et le stimule : les phénomènes morbides sont alors passagers, intermittens et se dissipent avec causes qui les avaient provoquées ; mais si ces causes sont toujours en action, que le cœur soit sans cesse stimulé, il s'irrite lui-même, et les symptômes pathologiques, qui deviennent continus, dépendent alors de l'irritation idiopathique de son tissu charnu. L'étude de ces premiers signes d'une irritation symptomatique ou idiopathique du cœur, doit nécessairement jeter un grand jour sur l'étiologie des maladies de cet organe.

Nous avons dit dans les prolégomènes physiologiques, que toutes les impressions parvenues au centre de perception, allaient retentir dans les viscères, au moyen du grand nerf sympathique; cette stimulation, lorsqu'elle est très-vive, est deversée en partie sur le cœur, non plus d'une manière uniforme, mais par secousses; elle détermine des contractions vives, tumultueuses des fibres charnues, des palpitations plus ou moins fortes, et fait éprouver en même temps une douleur dans la région précordiale; les passions exaltées produisent toutes ces effets avec des différences qui dépendent de leur nature; les passions, fondées sur le plaisir, excitent des mouvemens tumultueux des cavités de l'organe; le sang, lancé avec force, n'éprouve aucun obstacle, aucune gêne dans sa rapide progression ; le cœur se dilate d'une manière irrégulière, mais avec facilité, et l'expansion générale favorise cette accélération du mouvement circulatoire. Dans les passions fondées sur la douleur et sans réaction, les cavités du cœur se livrent bien à des contractions désordonnées, mais les ouvertures des organes et les embouchures des vaisseaux sont constringées ; tous les viscères sont dans un état spasmodique, la peau est froide, décolorée ; les muscles n'ont plus la même énergie, et tant que l'homme est sous l'empire de la passion, cet état violent de l'économie persiste ; les pulsations du cœur sont fortes, violentes, irrégulières, et cependant, les battemens des artères ne correspondent pas à l'énergie du cœur ; la colonne de sang violemment pressée éprouve un obstacle aux ouvertures, stagne dans les cavités et dans le poumon ; d'autres fois, le cœur constringé ne se dilate plus : l'intermittence est plus ou moins longue ; la douleur est vive, et la syncope est imminente, quand le spasme persévère. Les passions déterminent donc des palpitations et des intermittences d'action du cœur ; les premières, avec réaction, à moins qu'elles ne soient excessives, n'occasionnent point de constriction ni d'obstacle au cours du sang ; les secondes, sans réaction, produisent des palpitations, une constriction des ouvertures de l'organe, et la stagnation du sang dans les viscères. Ces symptômes ont d'autant plus d'énergie, qu'ils surviennent chez des sujets plus impressionnables : c'est ainsi que l'exercice des facultés intellectuelles, que les passions deviennent pour les viscères, en général, et pour le cœur, en particulier, des causes puissantes d'irritation et de phlegmasie; en effet, si ces agitations de l'organe central de la circulation se renouvellent sans cesse, il s'irrite, s'enflamme et devient anévrismatique.

La plasticité du sang, sa richesse en fibrine et la trop grande abondance de ce fluide, concourent puissamment à l'excitation habituelle du cœur; les personnes douées d'un tempérament sanguin, qui ont beaucoup d'appétit, et chez lesquelles l'hématose est profonde, acquièrent bientôt cette surabondance d'un sang trop excitant, ce qui constitue l'état pléthorique; alors, non-seulement les battemens du cœur sont grands, forts, impétueux, mais ils deviennent souvent tumultueux; le cœur, excité, d'une part, à la contraction par la stimulation que lui communique un fluide trop riche en matériaux réparateurs, est forcé, d'une autre part, à une action précipitée par l'abord continuel d'une trop grande quantité de sang qui distend outre mesure ses cavités, et stagne même dans les vaisseaux veineux; alors, l'organe presse ses contractions, il les redouble pour se débarrasser de ce surcroît de fluide qui lui arrive sans cesse; il palpite, et, si on ne fait rien pour dissiper un pareil état, la nutrition du cœur augmente, son énergie redouble, il s'irrite, et, indépendamment des accidens qui peuvent survenir, il s'enflamme et s'hypertrophie.

Tous les organes irrités d'une manière aiguë, réagissent sur le cœur, l'excitent, l'ébranlent, augmentent ses contractions, précipitent le mouvement circulatoire et développent la fièvre; mais ce n'est pas seulement dans l'état fébril que ce viscère est stimulé, la gastrite, la métrite chroniques, etc., l'irritation nerveuse de ces organes, troublent les fonctions du cœur, augmentent sa contractilité et dénaturent ses mouvemens. Le développement de ces phénomènes sympathiques est principalement remarquable dans les attaques d'hystérie; la matrice irritée réagit sur les organes digestifs, sur le cœur et sur le cerveau, alors les malades éprouvent fréquemment, pendant l'intervalle des accès, des palpitations très-fortes et une constriction momentanée du cœur; ils se plaignent de douleurs ordinairement ressenties à la pointe de l'organe. Dans les attaques, ses mouvemens deviennent intermittens, convulsifs, et il se contracte sur lui-même à un tel point, dans le plus haut degré de la maladie, qu'on ne le sent plus, alors l'hystérique est sans pouls, sans connaissance; pâle, décolorée, elle ne respire plus, il semble que la vie est prête à l'abandonner, ou même qu'elle est morte; lorsque le spasme commence à se dissiper, les battemens se font sentir, mais n'ont pas encore de régularité, jusqu'à ce que l'érection vitale primitive qui entretient ces irritations sympathiques soit entièrement dissipée. A l'ouverture des cadavres des femmes hystériques, on a souvent trouvé, indépendamment des altérations de la matrice, des organes gastriques et du cerveau, le cœur hypertrophié ou anévrismatique : c'est donc encore sous l'influence de ces stimulations viscérales que l'organe central de la circulation irrité s'affecte lui-même, s'altère et devient totalement impropre à l'entretien du mouvement circulatoire.

D'après ce qui précède, toutes les causes qui modifient le système sensitif du cœur, déterminent une irritation idiopathique vasculo-nerveuse de l'organe, lorsqu'elles persévèrent; alors les phénomènes spasmodiques deviennent plus intenses, et les palpitations convulsives sont plus fortes et plus souvent répétées; il en est de même de toutes les causes qui accélèrent la circulation, telles que les grands mouvemens musculaires. Les coups, les chutes sur la poitrine peuvent également développer une irritation inflammatoire, dont les premiers symptômes consistent en troubles plus ou moins marqués dans les fonctions de l'organe: ces troubles sont ou des palpitations très-fortes, ou une intermittence d'action souvent répétée, ou une angoisse pénible dans la poitrine, avec sensation de douleur sous le sternum, qui s'étend très-souvent de la poitrine au bras gauche; ces derniers phénomènes caractérisent la *sternalgie* des auteurs. Ces désordres sont alors les préludes d'un commencement d'affection; et, si tous les malades affectés d'hypertrophie, n'éprouvent point ces symptômes, ou s'ils ne s'en plaignent que lorsque la maladie a déjà fait de funestes progrès, ils le doivent à leur organisation, à leur sensibilité obtuse, difficile à émouvoir.

On a observé, il est vrai, des malades qui ont ressenti, pendant des années, des palpitations, sans que le cœur se soit altéré; ces faits n'impliquent point contradiction, ils prouvent seulement avec quelle force l'organe central de la circulation résiste à l'envahissement de la phlegmasie ; mais, en thèse générale, l'irritation nerveuse, idiopathique ou sympathique du cœur aboutit à l'hypertrophie et à l'anévrisme, et il se développe alors des phénomènes caractéristiques de ces affections, et dont il n'est pas de notre sujet de nous occuper. Tel est le résultat ordinaire d'une irritation nerveuse, légère et prolongée, ou d'une irritation vasculo-nerveuse du cœur, à laquelle les gens du monde commencent à faire attention, lorsque l'affection est au-dessus des ressources de l'art.

Le traitement des troubles qui surviennent dans les fonctions du cœur, doit être basé sur l'état de l'organe. Ainsi, lorsque les palpitations sont produites à la moindre émotion par une perfection exagérée du système sensitif, et que d'ailleurs on n'observe, dans les momens de calme, aucune agitation, aucune irrégularité dans le pouls, on conseille de combattre cet excès de sensibilité dont sont affectées toutes les personnes névropathiques, en prescrivant le repos, la tranquillité, le séjour prolongé à la campagne, l'exercice modéré, une nourriture légère composée de légumes, de féculés, de viandes blanches, la soustraction de tous les stimulans, et l'usage modéré des sédatifs du système nerveux; si le malade est très-irritable, qu'il soit en même temps anœmique, les saignées locales et générales sont contre-indiquées; la bonne alimentation peut seule corriger la prédominance du système sensitif, et la soustraction du sang pourrait l'augmenter; mais, quand le pouls présente en même temps de la force et de la plénitude, une légère saignée diminue l'éréthisme du cœur et dissipe les palpitations. Si les désordres des mouvemens du cœur sont le résultat sympathique d'un état pathologique de la matrice, de l'estomac, du poumon, l'attention du médecin doit être particulièrement portée sur la lésion primitive : on conseille alors de favoriser l'écoulement des règles, d'appliquer des sangsues aux cuisses, dans l'intérieur des lèvres, à l'épigastre, sur les parois thoraciques, de donner des boissons adoucissantes, de combattre et de détruire les irritations morbides qui réagissent sur le centre circulatoire. Quant aux palpitations dues à la pléthore, les saignées générales sont les seuls moyens à mettre en usage, elles préviennent l'hypertrophie et l'apoplexie; enfin, lorsque l'irritation inflammatoire est fixée sur le cœur, soit primitivement chez les personnes qui ont naturellement cet organe volumineux et d'une activité extraordinaire, soit secondairement par l'effet des stimulations qui lui sont transmises, il se manifeste alors des symptômes nerveux et des désordres dans les fonctions circulatoires qui offrent des caractères particuliers, suivant que la lésion affecte l'extérieur ou le tissu charnu, ou bien la surface intérieure du viscère.

Quelques auteurs ont prétendu qu'on n'avait jamais tant observé d'anévrismes que pendant la révolution française: on a nié cette assertion; mais les faits existent et la raison parle en leur faveur. Pour juger avec sévérité de l'action des causes, il faut observer de grands événemens agissant sur des masses d'hommes, et puisque les passions exercent une action si puissante sur les affections morbides du cœur, à quelle époque ont-elles été plus exaltées? La force, la violence des discours, l'impulsion donnée à toute espèce d'ambition, l'exaltation des idées, le patriotisme, agitaient, ébranlaient tour-à-tour le centre de la circulation; les passions tristes refoulaient le sang dans les viscères, constringeaient le cœur et y excitaient des palpitations très-fortes. Lorsqu'une poignée de scélérats assis sur le trône sanglant de la terreur, vouaient à la mort par des lois sanguinaires tous les citoyens paisibles, la crainte, la terreur, l'effroi étaient à l'ordre du jour ; on tremblait pour soi, pour les siens, pour ses amis ; est-il étonnant que pendant ces temps si féconds en crimes, le cœur, sans cesse agité, tourmenté, succombât à une phlegmasie que l'irritation prolongée y avait déterminée ?

## DES IRRITATIONS DES ORGANES GÉNITAUX.

Les excès dans la jouissance des plaisirs de l'amour, la privation de ces plaisirs, deviennent, pour les organes génitaux des deux sexes, les principales sources des affections qui peuvent s'y développer. Mais comme il est dans la faiblesse humaine d'abuser sans cesse des plaisirs que la nature a attachés à la satisfaction de nos besoins, les excès vénériens sont, dans la plupart des cas, les causes du développement des irritations et des phlegmasies génitales. L'irritation, l'abexcitation des parties sexuelles, sont aussi souvent symptomatiques ; elles proviennent alors d'une affection de l'encéphale, des poumons, de l'estomac, etc., qui, d'après l'influence qu'elle exerce sur ces organes, les irrite, excite la secrétion du sperme, rend le besoin du coït impérieux, ou s'oppose aux érections vitales de ces parties, et met obstacle au rapprochement des sexes. Les névroses et les phlegmasies génitales dérivent de ces deux sources ; elles sont donc idiopathiques ou symptomatiques.

*Des Névroses des parties génitales de l'homme.*

L'homme est susceptible d'excès ou de défaut d'action dans l'érection du membre viril. On divise l'excès d'action en satyriasis et en priapisme. Ces deux nuances diffèrent l'une de l'autre, en ce que le satyriasis, indépendamment de l'éréthisme nerveux, s'accompagne de désirs, d'une supersecrétion de sperme et même de délire ; tandis que cette secrétion abondante et le délire n'ont pas lieu dans le priapisme, qui consiste seulement en une érection vitale, une tension de la verge sans appétit vénérien. L'abexcitation du pénis est caractérisée par le défaut d'action du membre viril, dont la sensibilité exaltée provoque néanmoins l'éjaculation.

*Du Satyriasis.*

Le développement du satyriasis est l'effet de toutes les causes irritantes qui agissent directement sur la verge, ou de la stimulation que les organes enflammés déterminent dans l'appareil génital ; l'inflammation du pénis, des testicules, l'abus du coït, les excès dans l'onanisme, l'abstinence des plaisirs vénériens, la lecture d'ouvrages licencieux, la pléthore spermatique, l'usage habituel de liquides alcooliques, stimulans, aromatiques, de substances aphrodisiaques, l'emploi imprudent de la teinture de cantharides, l'application de la poudre de ces insectes aux environs des organes génitaux, excitent la secrétion du sperme, et irritent fortement le membre viril. Il en est de même de l'excitation et de l'inflammation de la peau, qui réagit sur ces parties et développe une irritation que le libertinage a souvent mis à profit pour réveiller l'activité des organes génitaux et remédier passagèrement à une impuissance, fruit de la débauche. Le satyriasis peut être aussi symptomatique d'une inflammation gastrique, ou pulmonaire; presque tous les phthisiques se portent avec fureur aux plaisirs de l'amour; la pneumonie qui les dévore agit sur l'économie, comme pourrait le faire une légère dose de vin: elle les excite, les stimule, et les excès qu'ils font en ce genre hâtent la désorganisation du poumon et les précipitent plus rapidement au tombeau.

La chaleur du climat influe puissamment sur le développement de la maladie : dans les pays méionaux, la sécrétion du sperme est très-abondante; la chaleur stimule fortement l'économie. Ces deux causes excitent aux plaisirs de l'amour souvent répétés, d'où peut résulter le développement du satyriasis, d'autant plus redoutable alors, que l'excès de calorique épuise facilement les forces en excitant des sueurs abondantes, et développe également des gastro-entérites les plus violentes.

Ces causes directes ou indirectes ne donnent naissance au satyriasis que lorsqu'il y a en même temps une prédisposition inhérente à l'organisation et à la vitalité des organes génitaux. On observe tous les jours, dans la pratique de la médecine, ces excitations génitales avec supersecrétion de la liqueur séminale; mais rien n'est plus rare qu'un satyriasis bien caractérisé, à moins qu'il n'ait été occasionné par les substances vénéneuses qui ont une action élective sur les parties sexuelles, telles que la poudre des cantharides et les compositions aphrodisiaques.

Dans le premier degré du satyriasis, le malade entre facilement en érection à la vue des personnes du sexe; il éprouve de fréquentes pollutions pendant la nuit, et ses rêves ont toujours pour objet la satisfaction de ses désirs; il se rapproche fréquemment des femmes ou se masturbe.

Ce premier degré, ou plutôt ces symptômes précurseurs du satyriasis sont communs dans nos climats; mais, d'après les praticiens qui ont exercé la médecine dans les pays chauds, cette affection présente des symptômes beaucoup plus violens et semblables à ceux que développe l'ingestion des cantharides. C'est même ce développement de symptômes, avec délire, qui caractérise le véritable satyriasis. C'est alors que le malade présente une ressemblance frappante avec la description que la mythologie nous a laissée des satyres; l'irritation des parties génitales est tellement violente, qu'elle se propage au cerveau et y détermine une excitation morbide consécutive. Alors, pendant les accès, le pouls est fort, plein et vîte; la face est colorée, l'œil étincelant; les parties génitales sont chaudes, brûlantes, rouges, enflammées, douloureuses; le malade se porte au coït ou se masturbe avec fureur, sans pouvoir diminuer l'excès des désirs qui sont encore plus vifs; il délire, il devient même furieux; la fièvre s'allume; la soif est dévorante; les lèvres sont desséchées, brûlantes; il survient des vomissemens; une odeur fétide, semblable à celle du bouc, s'exhale de la peau; les traits de la face sont empreints d'une lubricité dégoûtante; les organes génitaux deviennent le siége d'une inflammation tellement vive, qu'ils tombent en gangrène. Les accès ne présentent pas toujours cette intensité : il y a des intervalles pendant lesquels le malade, rendu à la raison, gémit des excès auxquels il s'est porté; mais la raison n'est pas toujours assez forte pour triompher des excitations génitales, et l'instinct dépravé triomphe encore des facultés intellectuelles. *Aretée* dit que cette maladie se développe fréquemment chez les jeunes gens portés aux plaisirs de l'amour, et qu'ils périssent pour la plupart au bout de sept jours ; *nam plerumque in septimâ die hominem consumit.* *Buffon* rapporte l'histoire d'un prêtre dans la force de l'âge, qui fut atteint, à diverses reprises, d'un violent satyriasis par excès de continence. Cet homme éprouvait les extases les plus voluptueuses et les douleurs les plus vives dans les sens ; les femmes lui paraissaient entourées d'auréoles lumineuses et il croyait, dans son délire, que le gouverneur de sa province lui offrait toutes les beautés de la cour de Louis XV, pour le faire renoncer à la continence. A la suite d'une crise, le délire cessa, la maladie disparut et le malade recouvra sa santé.

Pendant les accès de satyriasis bien développé, les parties génitales sont non-seulement le siége d'une vive inflammation, mais le cerveau, le cœur, les viscères digestifs sont violemment excités ; les malades succombent à l'inflammation gangreneuse des organes génitaux; ils peuvent être frappés d'apoplexie et de paralysie. C'est surtout dans la vieillesse que le satyriasis, même léger, ou les jouissances trop multipliées, occasionnent des accidens très-graves; les hémorragies, les congestions cérébrales, les convulsions, l'apoplexie en sont très-souvent la suite.

Le traitement du satyriasis est basé sur l'examen des causes qui l'ont développé. Lorsque l'irritation est primitivement fixée sur les organes génitaux, on recommande la saignée générale s'il y a pléthore, les saignées locales abondantes, les applications d'eau froide sur la verge et les testicules; le bain froid, lorsque l'état des viscères en permet l'emploi; les boissons émollientes ou acidulées, vinaigrées, l'infusion de fleurs de nénuphar, les émulsions d'amandes douces, l'orgeat, l'acétate de plomb, le nitrate de potasse; on joint à l'emploi de ces anti-phlogistiques et sédatifs, une nourriture légère, les bouillons de veau, de poulet : toutes ces substances produisent un relâchement de l'estomac, des intestins, et agissent secondairement de la même manière sur les parties sexuelles ; on doit en même temps éloigner des malades les personnes du sexe, les livres et les images obscènes, et chercher à les distraire, en occupant leur imagination, des pensées lascives qui les assaillissent sans cesse ; mais si le malade est jeune, vigoureux et continent, le mariage est le meilleur remède à opposer à la maladie. Lorsque l'inflammation de la peau, du poumon, de l'estomac entretient cet état pathologique, c'est d'abord contre ces irritations primitives qu'il est de précepte de diriger le traitement. Le satyriasis qui dépend de l'ingestion de la poudre de cantharide, offre peu de chances de succès, car les principaux foyers viscéraux sont vivement enflammés : le traitement anti-phlogistique le plus actif est alors indiqué ; les saignées générales abondantes doivent être pratiquées ainsi que les saignées locales sur les viscères. Malgré les efforts du médecin, presque tous les malades succombent dans cette circonstance aux phlegmasies combinées du cerveau, de l'estomac, des intestins, de la vessie et de la verge.

## *Du Priapisme.*

Le priapisme se rapproche, sous certains rapports, du satyriasis ; il en diffère en ce qu'il n'est point accompagné de désirs vénériens ni de délire : on observe seulement une érection douloureuse du pénis, sans aucune propension au coït. Le priapisme est presque constamment symptomatique, et se rallie à l'irritation des organes excréteurs et secréteurs de l'urine, à l'irritation de l'anus, de l'urètre, du gland ; il se dévoloppe pendant le cours des cystites, des colites, des rectites. La congestion cérébrale qui a lieu durant le sommeil, donne naissance à un certain degré de priapisme qui se dissipe quelque temps après le réveil. Il peut être également l'effet d'une irritation du cervelet, et on l'a observé dans les cas d'apoplexie cérébelleuse. L'usage intérieur des cantharides développe également le priapisme, lorsqu'elles ont été employées à petites doses : enfin, cette érection incommode dépend quelquefois d'un état nerveux de la verge.

Quoique le priapisme soit symptomatique dans la majorité des cas, il doit être combattu à l'aide de moyens spéciaux, en raison des douleurs qu'il détermine. On conseille donc, indépendamment du traitement local des phlegmasies, de pratiquer une saignée abondante, pour diminuer l'éréthisme nerveux ; de prescrire les bains tièdes, les boissons froides rafraîchissantes, la diète, et d'éloigner toutes les causes d'excitation physiques et morales.

### *De l'abexcitation du Penis.*

L'abexcitation du pénis consiste dans le défaut d'érection du membre viril, avec exaltation de la sensibilité et éjaculation trop prompte. Cette impuissance dépend quelquefois d'une asthénie partielle, d'une sorte de paralysie des muscles ischio-caverneux; mais le plus ordinairement elle est symptomatique.

Les excès dans les plaisirs vénériens, l'onanisme, produisent souvent ce résultat, non pas en déterminant une asthénie générale, mais des gastro-entérites chroniques, qui mettent obstacle à l'érection du membre viril. La découverte de la gastro-entérite chronique a procuré à M. *Broussais* la guérison de plusieurs impuissances déjà fort invétérées. Nous avons traité nous-mêmes deux malades devenus totalement impuissans à la suite d'un traitement très-actif d'une maladie vénérienne, par des doses considérables de deuto-chlorure de mercure. La phlegmasie gastro-intestinale fut combattue, les symptômes se dissipèrent, et l'impuissance disparut. Ce défaut d'excitation des organes génitaux provient encore d'une excitation trop forte du cerveau et du cœur. Le travail du cabinet, qui concentre l'action vitale sur le cerveau, enchaîne les mouvemens irritatifs nécessaires à l'érection; il en est de même de l'amour excessif; la crainte d'être impuissant auprès d'une femme qu'on aime, la frayeur ou le dégoût, détruisent toute espèce de stimulabilité des organes sexuels; les liqueurs alcooliques, prises en quantité suffisante pour produire l'ivresse, déterminent les mêmes résultats. Ces accidens surviennent, d'ailleurs, aux hommes les mieux constitués et les plus vigoureux; ils se dissipent de suite lorsqu'on est parvenu à se soustraire à l'influence de la cause. Ce genre d'anaphrodisie existe donc sans phlegmasie, et dépend uniquement des concentrations fixées sur les viscères avec défaut de réaction. Mais l'épuisement des forces est souvent la cause de l'impuissance, sans, d'ailleurs, qu'aucun organe soit irrité ou enflammé: c'est ce qu'on observe chez les hommes qui manquent d'une quantité suffisante d'alimens, ou qui se nourrissent de substances peu nutritives, qui ont éprouvé des hémorragies abondantes, qui sont en convalescence d'une longue maladie, ou dont l'âge avancé a anéanti les forces. L'anaphrodisie dépend alors de la soustraction des stimulans naturels qui entretiennent la vie : la débilité est primitive et l'asthénie générale ; l'usage habituel des bains froids, de l'eau pure pour boisson, l'abstinence complète de toute communication avec les personnes du sexe, déterminent quelquefois l'abexcitation du pénis, qui peut aussi succéder au satyriasis, par épuisement subit de l'excitabilité locale : enfin, les douleurs rhumatismales lombaires invétérées produisent aussi quelquefois une asthénie génitale, très-grave et très-difficile à dissiper.

Le traitement de la gastrite chronique est souvent le meilleur remède à opposer à l'impuissance ; mais si elle se rallie à la débilité générale, sans phlegmasie, les bons alimens bien nutritifs raniment les forces et dissipent l'asthénie générale et locale. On peut encore, suivant l'état des organes, recommander aux malades les alimens albumineux, le jaune d'œuf, l'osmazone, les viandes noires aromatiques, les fécules végétales, le placenta d'artichaud, la racine d'orchis, le chocolat, les boissons alcooliques, et même les toniques et stimulans, dont l'action sur les viscères doit être secondée au moyen des frictions aromatiques sèches pratiquées sur la surface du corps. S'il s'agit de combattre une anaphrodisie que le rhumatisme lombaire a produite, on doit employer le traitement anti-phlogistique; s'il est chronique, on recommande de faire usage des eaux thermales, des douches d'eaux excitantes, de frictionner les lombes, les cuisses, le bassin, avec des teintures alcooliques, des linimens stimulans. Lorsque l'éjaculation est trop prompte, on conseille les excitans volatils, une bonne alimentation, les épithèmes froids, astringens, toniques, et pour prévenir l'émission du sperme pendant le sommeil, de placer une ligature sur la verge, et de faire des ablutions d'eau froide aussitôt que l'éjaculation devient imminente. L'impuissance par cause morale n'exige aucun traitement; celle qui survient à la suite d'excès de masturbation, est trop souvent au-dessus des ressources de l'art, et conduit les personnes qui en sont atteintes au suicide.

### *Des Névroses génitales de la femme.*

Les femmes, n'éprouvant pas les effets de la pléthore spermatique, sont en général moins exposées que les hommes aux irritations des organes sexuels, lorsque d'ailleurs elles n'ont point encore joui des plaisirs de l'amour. Mais, quand elles ont contracté l'habitude de la jouissance vénérienne, ou qu'elles se sont livrées à la masturbation, alors l'excitation des organes génitaux, en raison de leur organisation éminemment vasculo-nerveuse, de leur exquise sensibilité, devient excessive; la volonté ne peut plus réprimer les désirs, la folie se déclare, l'instinct dépravé dompte l'intelligence, et la femme se livre aux excès les plus honteux, à la prostitution la plus dégoûtante. L'homme s'abandonne rarement au délire d'une imagination libidineuse, il résiste aux mouvemens instinctifs; plus maître de lui, il commande et maîtrise ses passions, avantage précieux qu'il doit à son organisation cérébrale et à l'empire de sa raison et de ses facultés intellectuelles; mais l'irritation nerveuse ou vasculo-nerveuse de l'appareil utérin ne provoque pas toujours la fureur utérine ou la nymphomanie; cette irritation morbide réagit sur les organes digestifs, sur le cœur, sur le cerveau, sans d'ailleurs qu'il y ait aucun désir, et produit des phénomènes organiques et sympathiques dont l'ensemble constitue l'hystérie.

Les femmes supportent mieux que les hommes les excès de la jouissance, parce que chez elles il n'y a point de véritable déperdition de semence; mais la répétition du coït, de l'onanisme, irrite facilement la vulve, le col de la matrice, les enflamme, les ulcère et les rend squirrheux; ces irritations locales sont d'ailleurs rangées parmi les causes qui donnent naissance à l'hystérie et à la nymphomanie; la première de ces deux affections présente, comme signes distinctifs, une irritation de l'appareil utérin avec perte de connaissance, sans désirs vénériens, et la seconde offre pour caractère cette même irritation avec désir excessif du coït et développement consécutif de la folie.

Les causes de *stérilité*, quand elles ne se rattachent point à un vice de conformation, à une maladie antérieure des ovaires, des trompes ou de la matrice, sont extrêmement obscures; l'excitation de l'appareil générateur ne paraît pas être comme chez l'homme une condition nécessaire à l'accomplissement de l'acte vénérien, et à la fécondation, puisque des femmes ont été fécondées, lorsqu'elles étaient dans un état de mort apparente, ou sous l'influence d'un poison narcotique. Cependant, on a remarqué généralement que les femmes d'un tempérament lymphatique et dont le système nerveux est difficile à émouvoir, qui éprouvent peu de désirs et mettent de la répugnance aux rapprochemens physiques, sont souvent inhabiles à concevoir; la même remarque a été faite pour les personnes d'un tempérament ardent, dont la sensibilité utérine est très-exaltée, et qui ressentent, pendant le coït, des sensations trop voluptueuses. Dans le premier cas, le défaut de conception pourrait tenir à l'abirritation de la matrice ; dans le second, au spasme de cet organe. Des faits particuliers et très-nombreux qui contredisent ces observations, s'opposent à ce qu'on en fasse des règles générales; elles n'expliquent pas d'ailleurs la raison pour laquelle des femmes qui ont été stériles pendant de longues années, deviennent tout-à-coup fécondes, quoiqu'elles aient toujours cohabité avec le même homme. On ne peut donc créer que des hypothèses sur les causes qui mettent obstacle à la conception, tant qu'elles ne dépendent pas d'une maladie ou d'un empêchement mécanique; et le mystère de la génération est trop profondément caché aux yeux des physiologistes, pour que les médecins puissent reconnaître, dans tous les cas, la nature des causes et remédier à l'état anormal qui s'oppose à la fécondité.

## *De l'Hystérie.*

On a donné le nom d'hystérie, de ὑστερον, matrice, à une maladie qui siége primitivement dans cet organe et qui s'accompagne de phénomènes organiques et sympathiques, dont le développement caractérise un accès; les attaques d'hystérie sont produites par l'irritation de l'appareil utérin chez les femmes dont le système sensitif est très-irritable : cette dernière condition est indispensable, car la matrice s'irrite et même s'enflamme, sans occasionner de phénomènes sympathiques chez les personnes peu nerveuses; l'irritation est alors locale, la douleur est perçue dans la matrice, qui se désorganise, et n'excite cependant aucun trouble nerveux dans les viscères et dans les appareils de relation; mais l'irritation, la congestion, la phlegmasie de la matrice, des ovaires chez les femmes dont les nerfs sont très-irritables, ne se bornent point à déterminer des désordres locaux; l'irritation s'élance de l'organe primitivement modifié sur les viscères de l'abdomen, de la poitrine, puis sur le cerveau et dans les nerfs locomoteurs. Ce grand développement des sympathies morbides dépend donc essentiellement, dans cette circonstance, du perfectionnement exagéré et de l'extrême irritabilité du système nerveux; car la métrite d'une femme hystérique ne diffère en rien de celle d'une femme qui ne l'est pas.

On pourrait être étonné de la violence des

désordres sympathiques que l'irritation de l'appareil utérin développe, si on ne faisait pas attention à la prédominence d'action de cet appareil, situé plus profondément que les organes génitaux de l'homme, d'une texture plus compliquée, plus nerveuse et plus vasculaire, et à la liaison intime qui existe entre lui et les viscères des trois cavités splanchniques. La liqueur séminale ne stimule pas ces organes; mais, en revanche, à combien de causes d'orgasme, d'irritation, de congestion, de phlegmasies ne sont-ils pas exposés depuis l'apparition des premières règles, jusqu'à l'extinction de la vie sexuelle.

Toutes les causes qui occasionnent une irritation de la matrice tendent à développer l'hystérie; il n'est pas même nécessaire qu'il y ait inflammation : une simple irritation, une congestion, suffisent pour déterminer des accès. C'est ainsi que la congestion qui précède le flux menstruel, la suppression de cet écoulement, la diminution ou la cessation de cette hémorragie à l'époque critique; l'abus des plaisirs vénériens, la continence, l'amour contrarié, les affections morales, qui réagissent sur le système utérin, etc., etc., sont autant de causes directes et indirectes qui donnent naissance à cette affection chez une femme nerveuse, qu'elle soit d'ailleurs faible, débile, ou qu'elle présente tous les attributs d'une brillante santé.

Lorsque la disposition à cette maladie est bien prononcée, la cause la plus légère suffit pour déterminer des accès, pendant la durée desquels on observe trois ordres de phénomènes remarquables : 1°. *phénomènes de sensations*, qui consistent dans la perception d'une boule ou d'un globe, qui semble monter de la partie inférieure de l'abdomen, suivre le trajet des intestins, se porter ensuite à l'estomac, au cœur, à la gorge, et détermine un serrement spasmodique de la poitrine, une constriction du cœur ; les malades éprouvent des douleurs dans la cavité du thorax ; elles poussent des cris et craignent d'être suffoquées ; la moindre émotion, la plus légère contrariété suffisent alors pour déterminer une irritation au cerveau et des mouvemens convulsifs très-violens. Cette sensation d'une boule dans l'abdomen est le produit de l'irritation nerveuse qui de la matrice s'élance sur les viscères abdominaux et thoraciques : ce ne sont point l'ascension de l'utérus, ni le spasme des nerfs trisplanchniques et pneumo-gastriques qui la provoquent, mais elle consiste, comme l'a démontré M. *Georget*, en des mouvemens convulsifs des muscles de la glotte, du larynx et du pharynx, et probablement aussi du plan musculaire intestinal.

2°. *Phénomènes de mouvemens.* Des mouvemens anormaux accompagnent les sensations insolites que nous venons de décrire. Pendant l'ascension du globe hystérique dans l'abdomen et le thorax, les muscles de ces régions s'abaissent, se relèvent tumultueusement; ils se contractent d'une manière convulsive, les battemens du cœur sont forts, irréguliers; la stimulation viscérale, transmise au centre de perception, est déversée sur les nerfs encéphalo-rachidiens, et les muscles de la vie animale sont agités de mouvemens convulsifs plus ou moins violens.

3°. *Phénomènes vasculaires.* Ces phénomènes proviennent du trouble de la circulation sanguine et des secrétions. La peau est quelquefois injectée; elle est le plus ordinairement pâle, et les lèvres sont décolorées: ce désordre de la circulation capillaire dépend de la concentration des fluides sur les viscères irrités. Il survient quelquefois un écoulement par la vulve, une sorte d'éjaculation, des vomissemens, des hoquets, des vents qui s'échappent avec bruit; les urines sont ordinairement abondantes et claires.

Lorsque l'attaque est parvenue au plus haut

degré d'intensité, le cerveau est violemment irrité, d'où résulte un état apparent d'apoplexie ou bien une rigidité extrême des muscles, un véritable tétanos. D'autres fois, une congestion s'établit dans l'encéphale sans déterminer de convulsions. La malade, immobile, perd l'usage de ses sens, la respiration est suspendue et les battemens du cœur sont si faibles, qu'on ne le sent plus, et que le pouls disparaît entièrement. Ces états d'asphyxie et d'apoplexie sont les deux degrés les plus élevés de l'hystérie; ils annoncent une violente irritation et congestion encéphaliques, et sont quelquefois suivis d'une hémorragie cérébrale et de la mort. Plusieurs femmes, dans cet état de léthargie, ont passé pour mortes, et ont été ensevelies et inhumées. Les accès ne présentent pas constamment cette intensité, et quelques malades conservent encore la faculté d'entendre et de voir; mais elles ne peuvent ni parler, ni se mouvoir. Il arrive fréquemment que les accès d'hystérie se terminent par une diaphorèse abondante, par des pleurs, des cris, par des mouvemens convulsifs, comme s'ils étaient une sorte de crise, par des flux d'urine limpide, par des excrétions vaginales, par des hémorragies ou par une apparition subite des règles. M. *Louyer Villermay* établit trois différens degrés dans cette maladie, que l'intensité de l'irritation de la matrice, la violence des irritations secondaires et des symptômes consécutifs distinguent les uns des autres. Dans le *premier degré,* impression sourde et mouvement obscur vers la matrice; sentiment d'une boule qui, de l'hypogastre s'élève par oscillation au travers de l'abdomen du thorax jusqu'au cou; crainte de suffocation, douleur locale très-circonscrite, qu'on a nommée cloux hystérique, et qui fait éprouver tantôt la douleur d'une aspérité qu'on enfoncerait dans les chairs, d'autres fois un tiraillement très-incommode. Le visage rougit, pâlit; les extrémités se refroidissent, les palpitations du cœur sont parfois précipitées et tumultueuses, dans d'autres cas elles sont peu sensibles; des mouvemens convulsifs ne tardent pas à se manifester dans les membres thoraciques et abdominaux, et presque toujours les forces vitales, et les fluides, dans leur cours vicieux, affluent de la circonférence au centre. Souvent on observe un resserrement comme tétanique des mâchoires; une sorte de trismus. Ce qui caractérise le premier degré, suivant l'habile observateur que nous citons, c'est la lenteur dans le développement de la maladie ou le peu d'intensité des symptômes. *Deuxième degré:* celui-ci offre plus de force et de rapidité dans la marche des accidens, l'invasion est presque toujours subite, et dès le principe, perte ordinairement incomplète des sens et de l'entendement, état de syncope plus ou moins prononcé; palpitations violentes, convulsions fixes, analogues à celles du tétanos, développement de cloux hystériques à l'épigastre, à l'hypogastre, à la tête; la figure prend alternativement l'expression de la joie ou de la tristesse, du calme ou de l'effroi; il existe chez le plus grand nombre de ces malades une sensibilité vive au physique comme au moral; une disposition prononcée aux caresses, aux embrassemens, à des accès de gaîté folle ou aux effusions de larmes les plus inopinées. La plupart, pendant le plus fort de leur accès, distinguent, par le tact, exclusivement la main d'un homme de celle d'une femme, repoussant la dernière et pressant avec force et avec une sorte de plaisir celle de l'homme, ou contre leur estomac, ou contre leur hypogastre; on conçoit facilement le parti que les magnétiseurs ont pu tirer de cette exaltation de la sensibilité du système cutané. La fin des accès est précédée ordinairement de la diminution progressive des accidens, etc. *Troisième degré :* à l'agitation nerveuse la plus intense, aux convulsions les plus violentes, succède le trouble le plus effrayant de la respiration et de la circulation ; par suite de ce désordre, il se manifeste une congestion cérébrale, une sorte d'apoplexie que M. *Villermay* nomme *hystérique*, et les malades, pâles, froides, comme inanimées, restent dans un état plus ou moins prolongé de mort apparente ; d'autrefois on observe une intensité considérable dans les accidens convulsifs, dans les affections mentales ou le délire des sens qui avoisine la nymphomanie.

Les accès de l'hystérie, tels que nous venons de les décrire, démontrent, d'une manière évidente, la complication des névroses viscérales avec celles de relation : la transmission d'irritation a lieu au moyen du nerf grand sympathique qui, recevant la stimulation de l'utérus, ne la communique pas seulement aux autres viscères abdominaux et thoraciques, mais la transmet à l'encéphale ; la volonté n'a plus la puissance de gouverner les mouvemens, ils obéissent à l'irritation, et c'est alors qu'on observe les convulsions, les secousses, les attaques de tétanos et tous les autres mouvemens désordonnés. Les premiers accès proviennent toujours de l'irritation de l'utérus ; mais lorsque l'habitude d'irritation utérine est contractée, alors toute stimulation des organes gastriques pectoraux ou cérébraux réveille l'orgasme de la matrice qui réagit, à son tour, sur ces viscères, et détermine de nouveaux accès ; ces phénomènes d'action et de réaction dépendent de la solidarité de tous les organes soumis à l'influence des nerfs ganglionnaires, et ils rendent raison du développement des attaques provoquées, soit par une alimentation trop abondante ou stimulante, soit par une irritation quelconque, soit par l'effet des passions, sans qu'on ait besoin, pour l'explication des phénomènes, de placer, à l'exemple de *Willis et de M. Georget,* le siége de l'hystérie dans l'encéphale, car on pourrait alors, et avec autant de raison, faire dériver tous les symptômes morbides de l'exaltation vitale des organes pectoraux et thoraciques.

Les excitations morbides des ovaires et de la matrice, quelques puissent en être les causes, suffisent pour déterminer des attaques d'hystérie; mais, comme l'utérus n'est pas seulement formé de matière nerveuse et que le systême vasculaire y est également très-développé, on ne peut établir une ligne de démarcation entre l'irritation nerveuse et vasculo-nerveuse. L'observation a démontré que l'exaltation morbide de l'appareil générateur de la femme, que les congestions sanguines, habituelles de ces organes finissaient toujours par y déterminer une phlegmasie et des désorganisations, et l'ouverture des cadavres de femmes qui ont été sujettes à des accès d'hystérie, pendant une partie de leur vie, a d'ailleurs démontré d'une manière évidente la vérité de cette assertion. Les réactions violentes que l'affection primitive, lorsqu'elle est très-intense, détermine sur le tube intestinal, le cœur, les poumons, le cerveau, produit quelquefois des accidens mortels, tels qu'une hémorragie cérébrale et l'asphyxie, ou des phlegmasies consécutives des viscères abdominaux, thoraciques ou cérébraux. Quelques hystériques sont devenus épileptiques, paralytiques, anévrismatiques, d'autres ont été affectés de violentes cardialgies ou de gastro-entérites aiguës, extensions morbides toujours dangereuses et souvent mortelles.

*Sydenham* observa, le premier, chez l'homme, le développement du globe hystérique; d'après cette remarque, cet auteur pensa que les affections hystériques et hypocondriaques étaient des variétés d'une même affection. M. *Casimir Broussais* a rapporté l'histoire d'un soldat qui, étant attaqué d'une gastro-entérite aiguë, sentait une boule partir du bas-ventre, remonter jusqu'au haut de la poitrine, en produisant un sentiment de suffocation; d'autres médecins ont observé le même phénomène, mais la sensation d'un globe en mouvement dans la cavité abdominale, ne suffit pas pour caractériser un accès d'hystérie, et, sans parler de l'impropriété du mot hystérie appliqué à l'homme, ces deux affections présentent, suivant nous, des différences dans leur marche, leur symptôme et leur siége, qui ne permettent pas de les confondre l'une avec l'autre; ces différences dépendent peut-être de l'intensité, de l'irritation, de l'activité des sympathies morbides, de la réaction plus ou moins forte sur l'encéphale; mais nous ne pensons pas qu'il puisse y avoir de véritables accès d'hystérie, sans modification nerveuse ou inflammatoire de l'appareil utérin.

Le pronostic de cette affection doit varier d'après la nature des causes qui lui donnent naissance, le degré de l'irritation locale et la violence des attaques; sans avoir égard au jugement sévère des anciens sur cette maladie, on ne peut admettre, sans examen attentif, l'opinion d'*Hoffmann : ut valdè terribilis hic videtur morbus, in se tamen non adeò periculosus est.* L'hystérie récente qui dépend du dérangement des règles, est peu dangereuse et facile à guérir; mais, lorsque les attaques se renouvellent à la moindre excitation physique ou morale ; que, pendant les accès, les malades sont sans pouls, sans respiration ; que la peau est froide et décolorée, les yeux éteints, etc., ou qu'elles éprouvent des convulsions formidables, le pronostic ne doit pas être rassurant ; il doit en être de même, lorsque l'hystérie développe des phlegmasies dans les foyers viscéraux ; en général, il faut, avant de porter un pronostic, avoir égard à la constitution plus ou moins nerveuse des malades ; mais, si la matrice présente des signes évidens de désorganisation, qu'il y ait altération dans la substance du cœur, du cerveau ou des organes de la digestion, la mort est inévitable. Lorsque les attaques sont modérées, elles deviennent, à l'aide d'un traitement rationnel, beaucoup moins intenses, surtout après l'époque de la cessation des règles ; alors l'influence irritative de l'utérus diminue, la femme reste névropathique, hypocondriaque, mais elle n'éprouve plus d'accès.

Les hystériques succombent rarement à cette affection, à moins que les organes irrités ne se désorganisent ; elles peuvent néanmoins périr pendant un accès, ou des suites d'une altération viscérale. A l'ouverture des cadavres, on trouve des ulcérations au col de l'utérus, un squirre de l'ovaire, des corps étrangers développés dans la matrice ; presque toujours d'horribles gastro-entérites ; souvent aussi des anévrismes du cœur, parce que, comme nous l'avons dit, les irritations qui persistent dans les viscères ébranlent le cœur, et finissent par altérer sa texture. M. *Rullier* a rencontré sur le cadavre d'une jeune fille attaquée d'hystérie, un gonflement des ovaires, qui contenaient une foule de vésicules arrondies et gorgées d'un fluide particulier très-abondant : cette maladie avait marché avec une extrême rapidité ; à la suite d'une frayeur vive, la jeune personne éprouva du dérangement dans les règles, puis un accès d'hystérie remarquable, surtout, par un étranglement des plus violens. L'hypogastre était tuméfié, la respiration pénible ; les membres étaient agités de convulsions ; il y avait impossibilité de boire. Le troisième jour, la malade poussait des cris aigus, et se plaignait d'être étranglée : elle mourut vers le soir.

Deux indications se présentent dans le traitement de l'hystérie : calmer les accès ou diminuer leur violence, et prévenir leur retour ; pendant les attaques, la malade doit être placée sur un corps mou ; être maintenue doucement, la tête haute ; on doit enlever les vêtemens qui compriment la poitrine, donner accès à l'air, et faire respirer, dans les nuances d'hystérie légère, l'assa-fœtida, la corne brûlée, pour rompre l'accès; mais quand il est très-violent, ces excitans l'exaspèrent, et il en est de même de l'éther et de l'ammoniaque. Une légère potion anti-spasmodique, donnée par cuillerées, diminue quelquefois l'intensité de l'attaque, lorsque l'estomac n'est pas malade; mais s'il y a gastrite, elle l'augmente. On recommande de faire des frictions sur l'épigastre, l'hypogastre, sur les membres, et principalement de faire avaler, dans le début, quelques gorgées d'eau froide; lorsque l'hystérie a atteint le plus haut degré de violence, et que la malade est menacée d'apoplexie, la saignée du bras doit être promptement pratiquée, et les pieds doivent être plongés dans l'eau très-chaude saturée de sel commun, de vinaigre, et de farine de moutarde. Quand l'hystérique, immobile, pâle, est dans un état d'asphyxie effrayant, on conseille alors, pour rompre le spasme, de mettre en usage les stimulans cutanés, tels que les sinapismes, les linimens irritans, la pommade ammoniacale, les ventouses, les vésicatoires aux jambes, aux cuisses, sur les bras, etc. Malgré l'usage de ces agens perturbateurs, il arrive souvent, après des syncopes fort longues, que les malades sont frappées de paralysie.

Le traitement préservatif des accès, et curatif de la maladie, repose sur la recherche des causes occasionnelles. Si l'hystérique est dans un état de pléthore, la saignée devient indispensable; s'il y a suppression de règles, les sangsues appliquées à la partie interne des cuisses, les ventouses sèches et les bains de pieds sont indiqués. Lorsqu'on observe, chez les jeunes filles, un état d'irritation des organes digestifs prédominant, on conseille d'enlever d'abord la gastrite, et de dissiper ensuite l'irritation de la matrice : l'usage des infusions aromatiques, du quinquina, de l'absinthe, des vins amers, des eaux minérales excitantes, dont quelques praticiens font encore usage pour remédier à l'état d'atonie, de pâleur, de faiblesse qu'entretient, chez les jeunes personnes, l'irritation du tube intestinal, sont dangereux : ces médicamens augmentent l'irritation de l'estomac, développent une réaction sur l'utérus, réveillent l'activité assoupie de cet organe, et déterminent de nouvelles attaques. On doit, dans toute circonstance, chercher à exciter l'action vitale à l'extérieur, en prescrivant des exercices modérés, et en faisant observer avec rigueur les préceptes de l'hygiène. On conseille également de faire appliquer des sangsues à la vulve ; de prescrire des bains de siége émolliens ; un régime doux, lacté, végétal, dans le but de calmer l'irritation de la matrice ; d'administrer, à des doses proportionnées à la susceptibilité des malades, lorsqu'on est parvenu à dompter les irritations viscérales, le camphre, le musc, l'assa-fœtida ; on recommande les bains froids pendant l'été, pour remédier à l'irritabilité et à la mobilité convulsive.

Le médecin doit en même temps chercher à détourner l'esprit des hystériques par une heureuse diversion de tout ce qui peut émouvoir leur imagination, ébranler leur sensibilité. Mais quelle difficulté pour l'homme de l'art obligé d'opposer la morale à des pratiques honteuses.... à des habitudes vicieuses !... Quelle difficulté, trop souvent insurmontable, pour arriver à de pareils résultats !

Le mariage est également propre à faire disparaître les accès d'hystérie, quand d'ailleurs elle est compliquée de nymphomanie ; mais si les viscères sont déjà désorganisés, la puissance de tous ces moyens devient nulle, et le rôle du médecin ne consiste plus qu'à diminuer la violence des douleurs, et à mettre en usage un traitement palliatif.

## *De la Nymphomanie.*

La nymphomanie, utéromanie, fureur utérine, est une maladie qui offre comme signes distinctifs, une irritation, une inflammation des organes génitaux, accompagnées de désirs vénériens excessifs et d'accès de folie : les différences qui existent entre l'hystérie et cette dernière affection, dont le siége est le même et qui s'associent souvent l'une à l'autre par extension ou augmentation de la lésion locale, paraissent se rattacher au tempérament, à la prédominance d'activité de l'organe utérin, au degré de l'irritation et au mode dans lequel l'encéphale est influencé. On observe en général le développement de la nymphomanie chez les personnes du sexe qui vivent dans la continence, et chez celles qui se livrent à des habitudes vicieuses, quand d'ailleurs leur système utérin est extrêmement développé. Cette maladie ne se manifeste jamais avant l'époque de la puberté; les jeunes enfans qui se masturbent ressentent rarement des désirs vénériens : ce sont des irritations, des démangeaisons de la vulve, du rectum, qui leur font contracter cette habitude, dont une des causes très-commune et peu connue, est la présence des ascarides vermiculaires qui se glissent pendant la nuit de l'anus dans la vulve. Cette maladie, ainsi que l'hystérie, se développent pendant la durée de la vie sexuelle, et il est fort rare de l'observer à d'autres époques; elle est, pour la femme, ce qu'est le satyriasis pour l'homme, et si cette dernière affection est plus rare et moins redoutable, cette différence tient à ce que l'homme peut satisfaire facilement ses désirs, et à ce que les organes génitaux de la femme sont très-nerveux et très-vasculaires; qu'il s'y établit des congestions sanguines mensuelles, ce qui rend le développement de la phlegmasie et l'extension des érections vitales plus faciles, plus intenses et beaucoup plus dangereuses.

Les femmes qui ont les formes fortement prononcées, la gorge ferme, les hanches saillantes, la peau brune, les cheveux et le système pileux abondans et noirs, les chairs fermes, le visage coloré, les yeux vifs, les muscles bien dessinés, qui présentent, en un mot, les attributs ordinaires de la force et de la virilité, et du tempérament sanguin nerveux, sont disposées à la nymphomanie, quand d'ailleurs l'appareil utérin très-développé les excite vivement au coït. Les causes les plus favorables au développement de cette affection sont, en général, les excitations physiques et morales, la lecture d'ouvrages licencieux, l'amour contrarié, la privation des plaisirs de l'amour, les frictions, la flagellation sur le bassin, le bas-ventre, les attouchemens voluptueux, l'onanisme, les baisers lascifs, les irritations morbides de la peau, la chaleur atmosphérique, l'usage des alimens épicés, stimulans, des aphrodisiaques; ces causes occasionnelles déterminent très-facilement des accès de nymphomanie, lorsqu'il y a en même temps une irritation, soit à l'utérus, au col de la matrice, soit aux ovaires, qui met un obstacle à l'écoulement des règles.

Dans le début de la maladie, la femme qui jouit de toute l'intégrité de ses facultés intellectuelles, repousse les impulsions instinctives que l'irritation de l'appareil génital lui transmet; elle fuit la société, elle devient triste, rêveuse; elle éprouve, dans cette période, une exaltation de la sensibilité générale, des sens, des facultés mentales et spécialement de l'imagination; un état de spasme, une tension avec prurit des organes de la génération; elle ressent, en même temps, des douleurs sourdes, des lassitudes dans la région des lombes, une chaleur dans l'abdomen et aux seins; mais si l'irritation organique n'est point combattue, la raison perd son empire, la femme se livre à l'impétuosité de ses sens, elle se nourrit d'idées lascives, elle ne pense plus, elle ne rêve plus qu'aux moyens propres à assouvir sa passion, et ses gestes décèlent bientôt l'état de son moral. L'excitation des organes génitaux acquiert un tel degré de violence, qu'elle dompte complètement l'intelligence ; alors la raison s'aliène et la nymphomane provoque les hommes au coït; elle se jette sur eux, les menace, les force à satisfaire ses désirs, et à défaut d'homme elle excite les animaux ; pendant la durée de l'accès, l'irritation s'élance des organes génitaux sur les viscères gastriques, sur le cœur, les poumons et le cerveau ; la fièvre s'allume, la peau est colorée, chaude et brûlante ; les yeux sont injectés, ardens, l'haleine est fétide, la bouche est sèche, la soif est vive, les battemens du cœur sont pleins, forts, précipités, les forces musculaires s'accroissent considérablement, il y a sentiment de strangulation, spasme des muscles pectoraux, difficulté de respirer. Les parties génitales sont fortement enflammées, le clitoris acquiert un développement considérable, les parties externes sont tuméfiées, rouges, baignées d'un mucus épais, fétide et très-âcre ; l'accès arrivé à ce degré d'intensité se termine quelquefois par asphyxie, par rupture du cœur ou par hémorragie cérébrale.

La prostitution imite jusqu'à un certain point

les excès et l'audace furieuse dont cette affection s'accompagne; mais si le libertinage détermine une vive irritation dans les organes sexuels, on n'observe point de délire, de folie, caractères distinctifs de la nymphomanie déclarée. Les honteuses débauches auxquelles se livraient les impératrices et les dames Romaines, dont *Juvénal* et d'autres poëtes de ce temps nous ont transmis les odieux détails, n'étaient point le résultat de la nymphomanie, mais de la prostitution la plus dégoûtante.

Cette maladie est intermittente; elle revient par accès, dont l'intensité et la force dépendent du tempérament, de l'irritation des organes de la génération, et des autres viscères splanchniques. Elle se termine rarement d'une manière funeste, au moins dans nos climats, à moins que la matrice, le cœur ou les viscères digestifs, continuellement irrités, ne se désorganisent. Les efforts de la nature dissipent quelquefois cette affection, en provoquant un écoulement abondant par le vagin, une hémorragie utérine, ou une révulsion sur d'autres organes.

A l'époque où l'on croyait que les nymphomanes étaient possédés du démon, les médecins cabalistes employaient, comme principal moyen curatif, certaines pratiques mystérieuses pour calmer les accès, la prière et l'exorcisme pour chasser le malin esprit.

*Hippocrate*, *Hoffmann*, recommandent le mariage aux jeunes filles atteintes de la nymphomanie, et c'est peut-être le moyen le plus efficace de prévenir l'extension de l'irritation au cerveau, et le développement complet de la maladie. Les personnes disposées à cette affection, doivent s'éloigner des bals, des spectacles, des cercles où des jeunes gens se trouvent réunis: elles doivent chercher des distractions dans l'étude, occuper tous leurs momens, et se rendre maîtresses ainsi de leur imagination; choisir une alimentation douce, légère, végétale, lactée; rejeter les mets succulens, aromatiques, qu'on prodigue sur nos tables. Le mariage leur est nécessaire, car le coït et la grossesse dissipent bientôt la disposition à l'irritation utérine; mais lorsque la maladie est déjà développée, et que les accès s'accompagnent d'aliénation mentale, on recommande les émissions sanguines, la saignée abondante du pied, les applications de sangsues aux cuisses, en assez grand nombre pour remédier, par un abondant écoulement de sang, à la phlogose que les piqûres de ces animaux occasionnent: les saignées locales sur l'épigastre, sur le trajet des veines jugulaires, et sur tous les viscères que l'irritation secondaire a envahis; les bains de pieds fortement sinapisés; les boissons émollientes, acides; l'infusion de fleurs de nénuphar, l'orgeat, la limonade frappés de glace, les bains de siége froids, etc. Quant aux anti-spasmodiques, ils doivent être employés dans les mêmes circonstances, aux mêmes doses, et de la même manière que nous l'avons indiqué, d'après les préceptes de la médecine physiologique, à l'article du traitement de l'hystérie.

*Appendice aux irritations nerveuses viscérales.*

Les hommes sont, en général, disposés aux affections des organes dont l'action physiologique est naturellement augmentée, dont les fonctions, très-actives, dominent assez l'économie pour y imprimer des caractères spéciaux, qui établissent entre les peuples et les hommes des différences physiques et morales. Sous ce rapport, chaque individu, sans distinction, apporte en naissant ou acquiert, par l'effet naturel des diverses phases de la vie, une prédominance relative d'un de ses systêmes organiques, prédominance sur laquelle sont basés les différens tempéramens que les observateurs ont notés dans l'espèce humaine. Le tempérament n'est donc, en dernière analyse, qu'une rupture d'équilibre entre les appareils d'organes : c'est un premier pas vers l'état morbide, et le *temperamentum temperatum* est un état fort rare s'il n'est pas chimérique. D'après ces principes, l'activité exubérante du cœur, des poumons, du systême vasculaire sanguin, dispose aux phlegmasies, aux hémorragies, aux congestions pulmonaires encéphaliques, etc. De même, l'irritabilité du systême lymphatique prédispose aux irritations des vaisseaux blancs des ganglions, au carreau, à la phthisie pulmonaire, au squirrhe, au cancer des mamelles et de l'utérus.

Quelques personnes ont naturellement, ou acquièrent, pendant le cours de leur vie, une irritabilité extrême de leur systême sensitif. La sensibilité et la mobilité sont alors excessives, et lorsque cette modification organique est développée chez des personnes maigres, et qu'elle s'associe à un état anœmique de l'économie, alors l'excitabilité nerveuse a acquis le dernier degré d'intensité possible ; la nervosité domine dans tous les organes, et particulièrement dans ceux sur lesquels les causes physiques ou morales agissent habituellement.

Lorsque l'irritation se développe chez les personnes dont le système sensitif a acquis ce degré d'exagération, elle détermine des névroses ou des phlegmasies. Dans le premier cas, l'irritation organique ne s'élève pas jusqu'à l'état inflammatoire ; elle se borne à provoquer des phénomènes spasmodiques, locaux et sympathiques ; des douleurs vives, passagères, intermittentes ; des exagérations de sensibilité dans les viscères irrités, et dans ceux avec lesquels ils sympathisent : c'est ainsi que sont produites certaines nuances de gastralgies (1), l'hystérie,

---

Un médecin a publié, dans la Revue médicale, cahier de novembre 1825, un Mémoire sur ce qu'il appelle des gastralgies nerveuses hypocondriaques. Il se cite lui-même comme ayant été atteint de cette affection, et il accuse M. *Broussais* d'en avoir méconnu le caractère, et d'en avoir augmenté l'intensité par un traitement peu rationnel. Ce médecin, sujet aux névroses, fut atteint d'une *espèce de fièvre intermittente irrégulière* (définition ontologique incompréhensible), contre laquelle on employa l'émétique, le quinquina, etc. La fièvre disparut, mais les digestions se troublèrent ; on eut alors recours à l'eau de Vichy, à la magnésie, qui pallièrent pour quelque temps la *gastro-entérite chronique* dont le malade était affecté ; à cette époque, ce médecin consulta M. *Broussais*, qui ayant trouvé la langue *rouge sur les bords et à la pointe*, prescrivit quinze sangsues à l'épigastre, et pour le régime habituel, l'eau de gomme, l'usage du poisson, des légumes, des viandes blanches

les palpitations nerveuses, etc. Ces irritations sont en général mobiles, c'est-à-dire qu'elles se portent d'un organe sur un autre, les parcourent tour-à-tour, se dissipent, et reparaissent bientôt

---

de l'eau pure ou de l'eau teinte aux repas. Cependant le malade, qui ne revit point M. *Broussais*, n'éprouva pas d'amélioration, et ressentit bientôt des exaltations du système nerveux gastrique, qu'une application imprudente de quarante sangsues à l'épigastre augmenta considérablement. L'irritation nerveuse consécutive fut prise, par le médecin auquel le malade se confia, pour une gastrite aiguë, entée sur l'ancienne. Cette erreur eut des suites très-fâcheuses pour le malade, dont les souffrances s'accrurent, et le forcèrent à consulter M. *Fouquier.* Ce professeur assura qu'il n'y avait pas d'inflammation, et *qu'il n'y en avait jamais eu.* Il prescrivit un régime léger, à peu près semblable à celui dont M. *Broussais* avait conseillé l'usage. Ce régime, continué, produisit cette fois les meilleurs effets : les douleurs se calmèrent peu à peu, et les symptômes morbides disparurent *tout-à-coup*, à la suite d'un violent chagrin (cause de guérison extraordinaire et miraculeuse).

Cette observation prouve que, chez des sujets *très-nerveux*, la gastrite chronique peut exalter la sensibilité de l'estomac, déterminer des douleurs vives, intermittentes, et toute la série de symptômes qui caractérise la gastralgie. Cette exaltation morbide se développe d'autant plus facilement qu'on oppose à la phlegmasie chronique des moyens débilitans trop long-temps continués, ou qu'on abuse des saignées générales et locales. Cette observation ne prouve pas, comme on voudrait le faire croire, que M. *Broussais* se soit trompé dans le diagnostic et

pour se fixer enfin sur un viscère, et y développer l'état inflammatoire. Les personnes qui éprouvent habituellement ces phénomènes spasmodiques, sont impressionnables, languissantes, faibles, débiles; mais l'inflammation, comme

---

le traitement qu'il prescrivit à l'époque où le malade le consulta. Tout médecin, non prévenu, trouvera des causes suffisantes du développement de la phlegmasie chronique de l'estomac dans le traitement qu'on opposa à la fièvre intermittente, et aux troubles digestifs qui lui succédèrent.

Indépendamment de la partie scientifique, le Mémoire contient des objections puériles, des plaisanteries usées et de mauvais goût, des imputations, qui, si elles étaient vraies, transformeraient nos confrères en hommes indignes d'exercer notre belle et honorable profession. Quelle confiance pourrait-on avoir en des médecins qui *avanceraient et soutiendraient des opinions auxquelles ils ne croiraient pas eux-mêmes*, qui *ratisseraient la muqueuse digestive avec le scalpel pour en faire sortir quelque rougeur, plutôt que de convenir qu'il n'y avait pas de gastro-entérite?* Nous avons meilleure opinion de l'auteur du Mémoire, et nous sommes convaincu de l'exactitude et de la véracité qu'il a mises dans ses observations. S'il croit que toutes les affections gastriques de ses malades sont des gastralgies, il le croit de bonne foi : c'est l'effet d'une mauvaise organisation cérébrale, d'un tempérament éminemment nerveux. Il nous semble, toutefois, que lorsqu'on jette le gant, et qu'on entre en lice, on devrait s'y présenter noblement, et être plus délicat sur l'observation des bienséances.

l'a avancé M. *Broussais*, quoique difficile à produire dans cette sorte d'idiosyncrasie, comme si toutes les stimulations se dissipaient par les mouvemens nerveux, finit ordinairement par se développer dans les principaux viscères.

Ces phénomènes spasmodiques se manifestent donc de préférence chez les sujets très-nerveux et anœmiques, lorsqu'un de leurs organes est stimulé. L'irritation parcourt souvent alors les viscères de la vie organique, l'estomac, les reins, la vessie, le cœur, les poumons et le cerveau; elle produit des névroses d'autant plus intenses que l'organe irrité joue un plus grand rôle dans l'économie, et que les sympathies qu'il y entretient sont plus multipliées et plus actives; elle s'élance aussi quelquefois de l'extérieur du corps, des muscles, des articulations, sur les organes des trois cavités splanchniques. Cette facilité de déplacement et cette mobilité tiennent à ce que l'irritation primitivement fixée sur un tissu n'est pas d'abord assez intense pour produire l'inflammation; mais elle ne se borne pas constamment à attirer les fluides et à exciter des douleurs; en se répétant sans cesse, elle s'exaspère, détermine un point de phlegmasie et devient fixe. Alors elle altère la nutrition de la partie malade; elle change la composition chimique des excrétions, et produit des ulcérations, des végétations, des endurcissemens, des squirres, des cancers, comme on l'observe chez la plupart des personnes qui ont été tourmentées pendant une partie de leur vie de ces érections vitales morbides ambulantes.

Ce sont ces irritations mobiles qui désolent les névropathiques, et la plupart des femmes de nos cités dont la sensibilité est continuellement mise en jeu. C'est en soignant ces femmes vaporeuses que le genevois *Tronchin* fit sa réputation, et acquit une fortune considérable : il prescrivait une nourriture saine, abondante, et les exercices poussés jusqu'à la fatigue : l'exercice est, en effet, un des meilleurs moyens pour détruire l'habitude convulsive ; il émousse l'activité nerveuse et diminue l'irritabilité viscérale. Suivant M. *Broussais*, les exercices en plein air rapprochent l'homme de sa constitution primitive, et donnent moins de prise aux causes qui tendent à lui créer cette incommode sensibilité, mère commune de toutes les névroses. *Pomme*, abusé par des théories basées sur des hypothèses, recommandait cependant pour le traitement de ces affections nerveuses, les émolliens, l'eau de poulet et les bains. La médecine physiologique conseille, contre ces irritations mobiles, les saignées locales et le régime antiphlogistique quand il y a inflammation; mais lorsque l'irritation n'est point inflammatoire, elle recommande l'usage habituel d'un régime doux, des adoucissans; et si l'habitude convulsive persévère après l'extinction de l'irritation locale, la distraction, et généralement la gymnastique médicinale; c'est alors qu'il est permis au médecin, pour émousser l'excitabilité nerveuse, et rétablir, s'il est possible, un plus juste équilibre entre les divers systêmes organiques, de favoriser, à l'aide de bons alimens et de légers toniques, la nutrition et le développement des forces : nous entendons par toniques les gelées de viandes, les substances muqueuses gélatineuses, peu chargées d'osmazone, et qui contiennent beaucoup de parties nutritives; le vin de Bordeaux coupé au quart, au tiers, par moitié avec de l'eau, et non pas les toniques officinaux, les vins amers, la gentiane, le quinquina, l'éther, les substances aromatiques stimulantes, dont l'action excite la sensibilité des tissus organiques, produit des congestions inflammatoires et des désorganisations.

Le développement des névroses viscérales dépend, dans l'immense majorité des cas, comme l'ont prouvé les ouvertures des cadavres, d'une phlegmasie chronique méconnue ou mal traitée; les stimulans l'exaspèrent, et déterminent quelquefois chez les névropathiques un appareil formidable de symptômes nerveux. Les anti-phlogistiques trop long-temps continués et surtout les émissions sanguines trop abondantes ne remédient point à la phlegmasie chronique, abattent les forces que la nutrition plus ou moins altérée répare difficilement, et augmentent l'irritabilité du système sensitif. On doit donc ménager les saignées, prescrire un régime moins sévère, et administrer les sédatifs du système nerveux, pourvu qu'ils ne soient pas déposés sur les surfaces enflammées (1); enfin, lorsque

---

Les phénomènes nerveux développés sous l'influence d'une phlegmasie, chez les personnes névropathiques, deviennent quelquefois tellement intenses, qu'il est urgent de les calmer à l'aide de préparations pharmaceutiques, qui exercent une action directe sur le système nerveux. L'emplâtre suivant, appliqué sur les viscères d'où naissent les symptômes spasmodiques, réussit presque constamment à les calmer :

Assa-fœtida . . . . . . . . } āā ʒj.
Castoreum. . . . . . . . .
Musc . . . . . . . . . . . [illegible]
Thériaque . . . . . . . . [illegible]

la phlegmasie est éteinte ou qu'elle n'existe plus que dans une nuance très-apyrétique, que l'habitude convulsive persévère, et qu'il y a en même temps faiblesse extrême et anœmie, les substances nutritives non stimulantes, les boissons légèrement toniques, l'exercice, les bains froids, sont indiqués pour réveiller les forces, diminuer la nervosité, l'éréthisme nerveux local, et la susceptibilité générale : on pourrait d'ailleurs revenir avec plus d'avantage au traitement anti-phlogistique, si ces nouveaux modificateurs réveillaient la phlegmasie viscérale.

FIN.

# TABLE

## DES MATIÈRES

### Contenues dans cet Ouvrage.

DISCOURS PRÉLIMINAIRE.



PREMIÈRE PARTIE.

## DEUXIÈME PARTIE.



## TROISIÈME PARTIE.

www.ingramcontent.com/pod-product-compliance
Ingram Content Group UK Ltd.
Pitfield, Milton Keynes, MK11 3LW, UK
UKHW020059200726
13856UKWH00002B/283